Universum Verlag

SICHERHEITS-BEAUFTRAGTE

im öffentlichen Dienst

Digitales Bonusmaterial

Zum aktuellen „Taschenbuch für Sicherheitsbeauftragte" 2023 gibt es eine Internetplattform.
Unter **www.sibe-jahresfachbuch.universum.de** finden Sie alle Checklisten dieser Ausgabe im manuell anpassbaren Word-Format.

Taschenbuch 2023

Impressum

Taschenbuch 2023
Sicherheitsbeauftragte im öffentlichen Dienst

Verlag:
Universum Verlag GmbH, Taunusstraße 54, 65183 Wiesbaden
Internet: www.universum.de, E-Mail: info@universum.de

Geschäftsführer: Hans-Joachim Kiefer, Gernot Leinert. Die Verlagsanschrift ist zugleich ladungsfähige Anschrift der im Impressum genannten Vertretungsberechtigten des Verlags.

Redaktionsbeirat:
Monika Broy, Roland Haist, Christoph Heidrich, Torsten Kunz, Wolfgang Kurz, Tim Pelzl, Alexander Seeger, Kirsten Wasmuth

Autorinnen und Autoren:
Rudolf Bergen, Eileen Bröring, Hendrik Brüggemann, Diane Gerlach, Klaus Grundmann, Theresa Günther, Roland Haist, Christoph Heidrich, Stephanie Jung, Markus Kohn, Kurt Kropp, Torsten Kunz, Wolfgang Kurz, Reinhard Obermaier, Tim Pelzl, Simone Peters, Franz Roiderer, Holger Schmidt, Michaela Schwab, Hilmar Tetsch, Christoph Thelen, Mirjam Ulrich, Frank Werner, Sonja Wittmann

Fachliche Beratung:
Jürgen Binder, Thorsten Reinecke

Fachredaktion: Wolfgang Kurz, Stuttgart

Gesamtredaktion: Catherine Bauer, Wiesbaden

Herstellung: Karin Seitz, Wiesbaden

Titelfoto: Dominik Buschardt

Fotos Inhaltsverzeichnis: Dominik Buschardt, © Syda Productions / Adobe Stock, © Rido / Adobe Stock, © Ronny / Adobe Stock

Grafische Gestaltung: a priori Werbeagentur e. K., 65189 Wiesbaden

Satz und Illustrationen: FREIsign GmbH, 65185 Wiesbaden

Druck und Bindung: NINO Druck, Im Altenschemel 21, 67435 Neustadt/Weinstraße

Redaktionsschluss: Juli 2022

ISBN 978-3-89869-532-9
ISSN 0942-0274

UVB
Unfallversicherung
Bund und Bahn

Unfallversicherung
Bund und Bahn

Hauptstandort Wilhelmshaven
Telefon: 04421 407-4007
Fax: 04421 407-4070

Hauptstandort Frankfurt
Telefon: 069 47863-0
Fax: 069 47863-2902

Zentrale Postanschrift
Unfallversicherung Bund und Bahn
26380 Wilhelmshaven

info@uv-bund-bahn.de
www.uv-bund-bahn.de

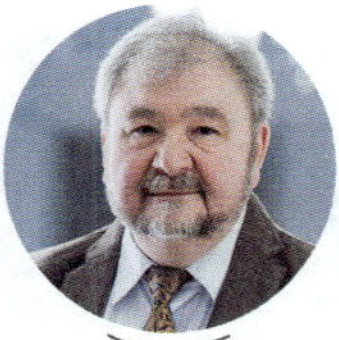

ROLAND HAIST
PRÄVENTIONSLEITER DER UNFALLKASSE SAARLAND

Liebe Sicherheitsbeauftragte,
unzählige Unfälle und arbeitsbedingte Gesundheitsgefahren wurden durch Ihre qualifizierte Präventionsarbeit im Betrieb verhindert. Sie sind vor Ort, kennen die Arbeitsabläufe, wissen um die Gefahren und beraten Ihre Kolleginnen und Kollegen, aber auch manche Vorgesetzte in Sachen Arbeitssicherheit. Vielen Dank für diese Arbeit und Ihr Engagement. Das Taschenbuch soll Ihnen eine kleine Hilfe und Unterstützung für die tägliche Arbeit sein. Mit dem Schwerpunkt der aktuellen Ausgabe „Deeskalation und Gewaltprävention" findet man ein Thema, das in der Wahrnehmung der Menschen immer stärker an Bedeutung gewinnt. Die Rubrik „Beiträge für die Praxis" orientiert sich an aktuellen Fragestellungen, breit gestreut über viele Branchen und Themenfelder des öffentlichen Dienstes. Die „Checklisten" mit Themen wie etwa Homeoffice oder Schichtarbeit lassen eine schnelle Kurzbeurteilung der Bedingungen zu.

Bitte probieren Sie es aus.

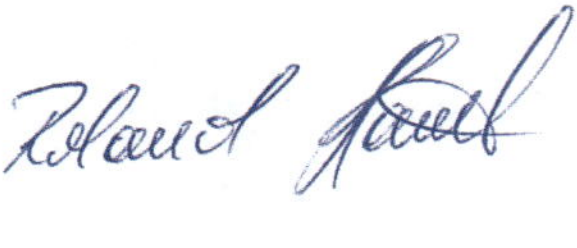

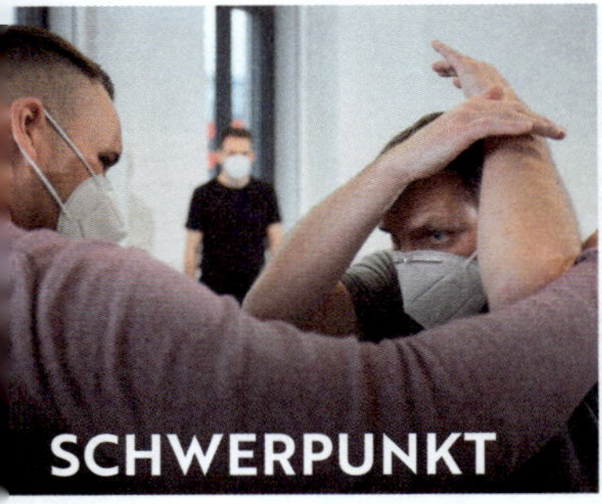

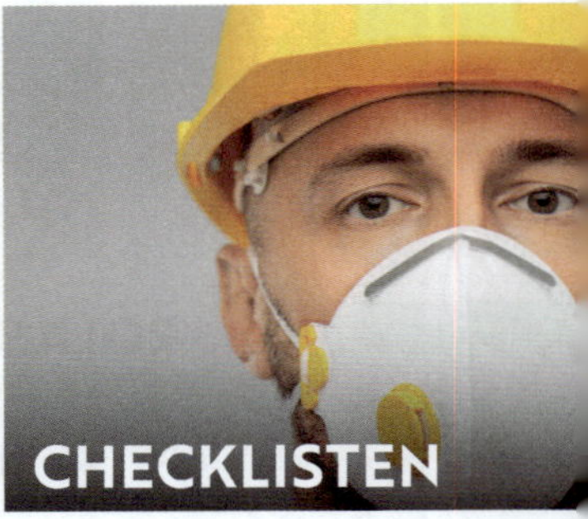

SCHWERPUNKT

SIBE IM PORTRÄT

CHECKLISTEN

KOMMUNIKATION

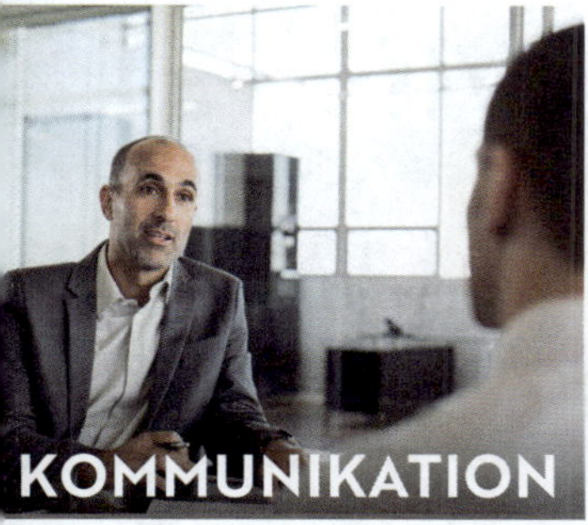

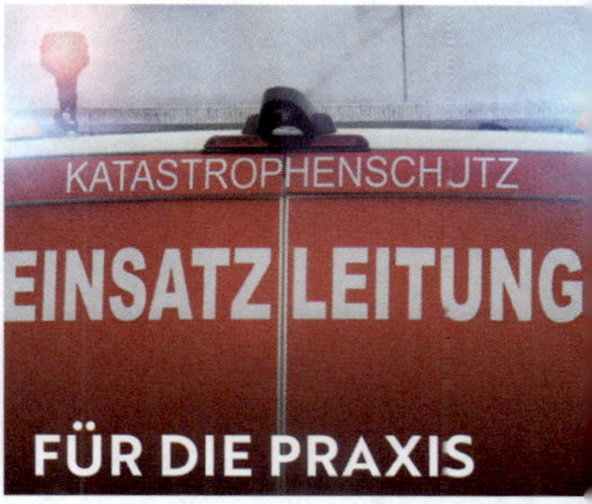

FÜR DIE PRAXIS

SONSTIGES

DER GEWALT ENTGEGENWIRKEN

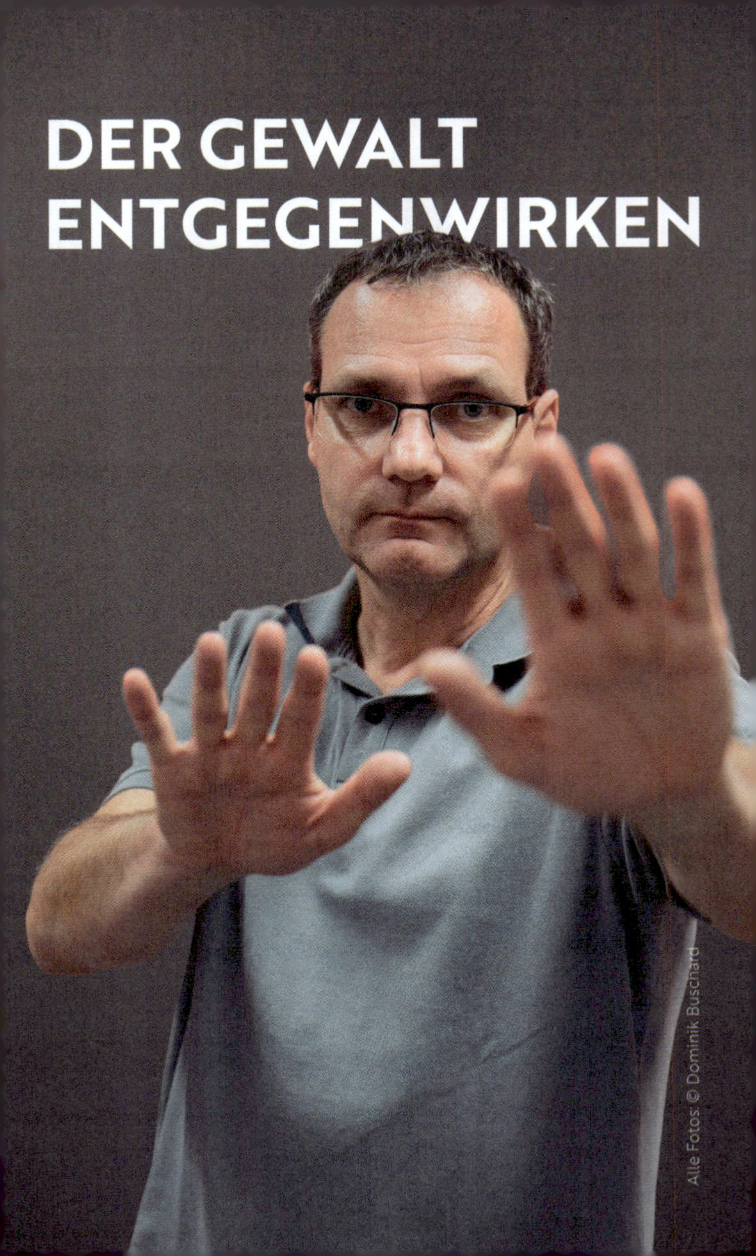

Alle Fotos © Dominik Buschard

Bei der Stadt Aachen ist ein Deeskalationstraining fester Bestandteil des Sicherheitskonzepts Gewaltprävention. Dabei lernen die Beschäftigten, mit Kommunikation und Körpersprache heikle Situation zu entschärfen und sich im Fall der Fälle vor körperlichen Übergriffen zu schützen.

Raus aus der Situation! Genau darum geht es bei allen Selbstverteidigungstechniken, die Volker Haupt den Teilnehmenden am Deeskalationstraining beibringt. Also: Was tun, wenn es nicht bei Beleidigungen bleibt, sondern die Kundin oder der Kunde aufdringlich oder handgreiflich wird? Das Ziel sei es dann nicht, den Aggressor zu verletzen, erklärt der ausgebildete Anti-Gewalt-Trainer. Vielmehr müssten sich die Gedanken darum drehen: „Wie kann ich mich schützen? Wie kann ich Distanz herstellen? Wie kann ich den organisierten Rückzug antreten, also flüchten?“

Selbstschutztechniken: Sie sind einfach aber äußerst wirkungsvoll

Dafür zeigt Haupt den Seminarteilnehmenden einfache, aber wirkungsvolle Techniken. Wichtig: Sie müssen auch von Beschäftigten angewendet werden können, die körperlich nicht so fit sind. Daher fängt Haupt bei den Grundlagen an. Beim stabilen Stand zum Beispiel, um bei einem Schubs nicht das Gleichgewicht zu verlieren.

Autor

HOLGER SCHMIDT
Redakteur (Universum Verlag)

Zum Schutz gegen Schläge übt er mit den Teilnehmenden den „Haubenblock". Die linke Hand umschließt dabei den eigenen Hinterkopf, der Ellbogen zeigt nach vorne. Die rechte Hand umfasst den linken Unterarm, der rechte Unterarm ist an die Stirn gepresst – so ist der Kopf geschützt. Dreht man sich dabei in den Aggressor hinein, nimmt man dem Schlag die Wucht. Dann mit beiden Händen den Angreifer wegschubsen, das Ganze mit einem lauten Schrei („Weg!" oder „Stopp!") verbinden und anschließend die Gelegenheit nutzen, um zu entkommen.

Volker Haupt ist bei der Stadt Aachen angestellt und nimmt sich seit vier Jahren hauptberuflich der Deeskalation und Gewaltprävention an. Etwa 1.000 Beschäftigte der Stadtverwaltung hat der Ju-Jutsu-Trainer inzwischen geschult. Sanitäter, Feuerwehrleute, Politessen, Einsatzkräfte des Ordnungsamtes, aber auch Erzieherinnen in Kitas, Bademeister, Beschäftigte mit klassischen Bürojobs. Eine große Bandbreite.

Geiselnahme bringt den Stein ins Rollen

Die Gefährdungen sind jeweils andere, entsprechend passt der 54-Jährige auch seine Seminare an. Fast immer hospitiert er vorher, möchte nachempfinden können, was die Kolleginnen und Kollegen bei der Arbeit erleben. Wie sind die Wochenenddienste im Rettungswagen? Wie ist es, als Feuerwehrmann nachts aus dem Schlaf gerissen und zum Einsatz gerufen zu werden? „Ich habe im Recyclinghof am Container Müll eingesammelt und mitbekommen, wie das ist, wenn man herabwürdigende Blicke erfährt; wenn einem Leute den

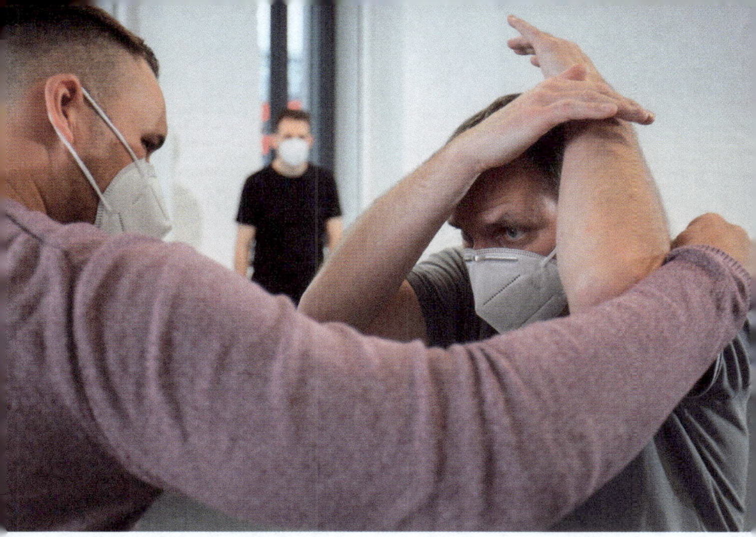

Hier ist Übung gefragt: Richtig angewendet, können heftige Schläge mit dem „Haubenblock“ abgewehrt werden.

Müll im wahrsten Sinne des Wortes um die Ohren werfen“, veranschaulicht Haupt.

Nicht viele Kommunen kümmern sich so akribisch und systematisch um die Sicherheit ihrer Beschäftigten. Dafür gab es einen Auslöser: Im Jahr 2007 nahm eine bewaffnete Frau zwei Angestellte des Aachener Jobcenters als Geiseln. Die Geiselnahme wurde nach zwei Stunden zwar unblutig und ohne Verletzte beendet. Aber der Schock wirkte nach.

Die Präventionsexperten von Polizei und Unfallkasse Nordrhein-Westfalen nahmen daraufhin eine systematische Beurteilung der Bedrohungen am Arbeitsplatz vor, die gleichzeitig Umsetzungs- und Handlungshilfen beinhaltet. Inzwischen ist sie als „Aachener Modell“ zur Gewaltprävention bekannt. Darin werden vier Gefährdungsstufen beschrieben (siehe Infografik 1).

Die Gefährdungsstufen nach dem „Aachener Modell"

3 Einsatz von Waffen und Werkzeugen, Geiselnahme, Überfall, Amok

2 Körperliche Gewalt, Handgreiflichkeiten, eindeutige Bedrohung/Nötigung

1 Verbale Aggression, Sachbeschädigung, unangemessenes Sozialverhalten

0 Normale bzw. kontroverse Gesprächssituation

Das Aachener Modell definiert vier Gefährdungsstufen.

Bis zur ersten Gefährdungsstufe (gelb) sollten die Beschäftigten Konflikte selbst oder mit Unterstützung ihrer Führungskraft lösen können. In Stufe zwei (orange) ist die Sicherheit durch Profis zu gewährleisten, also durch Sicherheitsdienste oder gegebenenfalls die Polizei. In Stufe drei sind die Ausnahmefälle eingruppiert, Bedrohungen mit Waffengewalt, Amokläufe oder Geiselnahmen. Hier sind Sicherheitsdienste nicht mehr ausreichend, die Gefahrenabwehr muss durch die Polizei erfolgen.

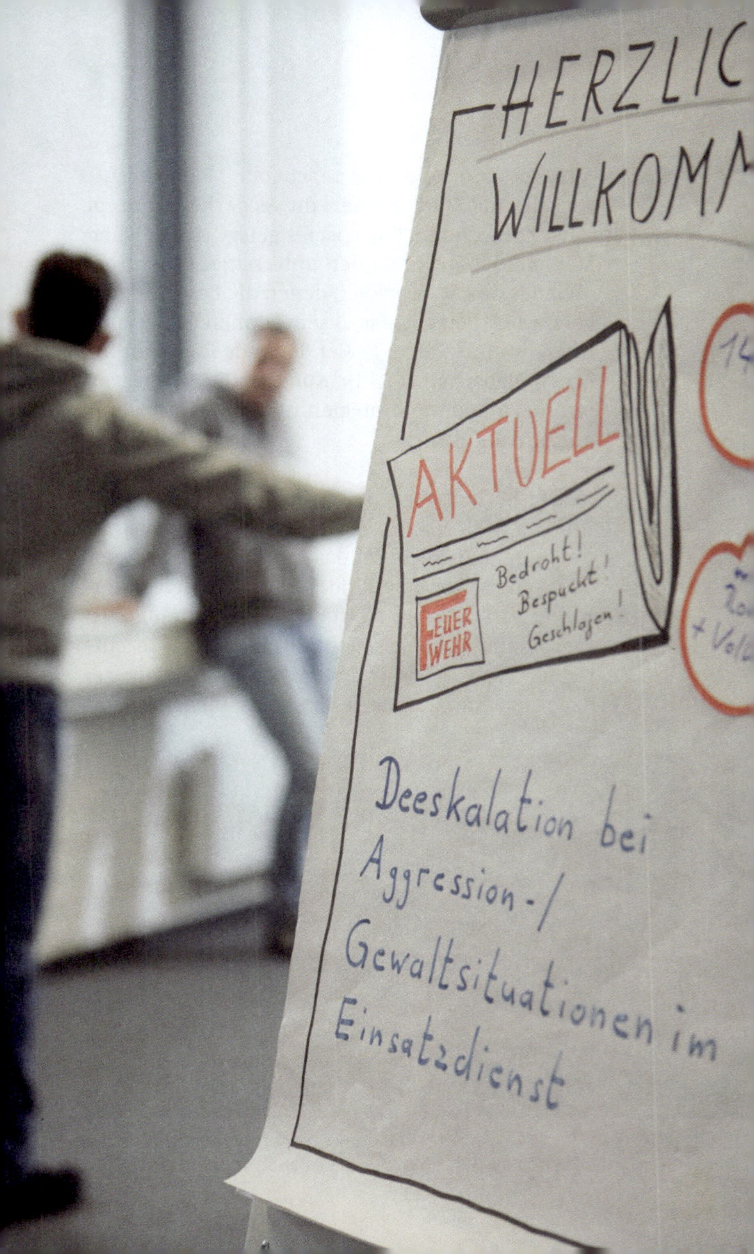
HERZLIC
WILLKOMM
AKTUELL
Bedroht!
Bespuckt!
Geschlagen!
FEUER
WEHR
Deeskalation bei
Aggression-/
Gewaltsituationen im
Einsatzdienst

Auf der Grundlage des „Aachener Modells“ entwickelte die Stadt Aachen ihr Sicherheitskonzept Gewaltprävention. Darin ist festgelegt, mit welchen Maßnahmen die Stadt den unterschiedlichen Formen der Gewalt begegnet, denen die Beschäftigten bei ihrer Arbeit ausgesetzt sein können (siehe auch Interview mit Katrin Päßler, leitende Fachkraft für Arbeitssicherheit, S. 18). Kurzum: Beleidigungen erfordern andere Strategien und Maßnahmen als Angriffe mit Waffen.

Das Sicherheitskonzept beinhaltet vier Bausteine (Infografik 2), einer davon ist das Deeskalationstraining. Freundlichkeit sei das A und O, um verbaler oder physischer Gewalt deeskalierend entgegenzuwirken, erklärt Volker Haupt. „Wir im öffentlichen Dienst sind Dienstleister und sollten auch so auftreten.“ Neben der verbalen Kommunikation sei dabei die Körpersprache ein wesentlicher Faktor.

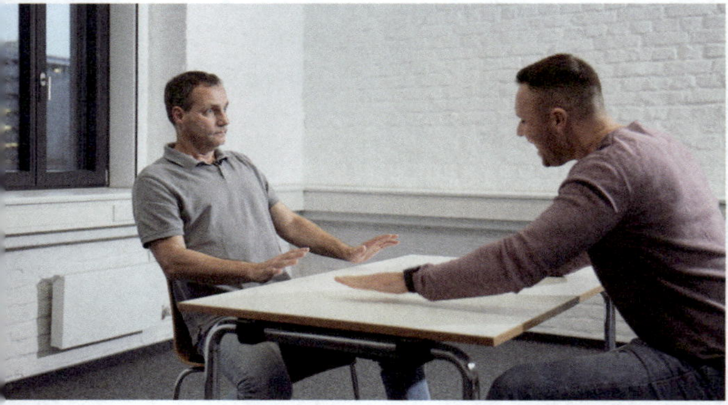

Hat man es mit einem aufgebrachten Gesprächspartner zu tun, kommen Techniken der verbalen Deeskalation zum Einsatz.

Die vier Bausteine des Sicherheits-konzepts Gewaltprävention

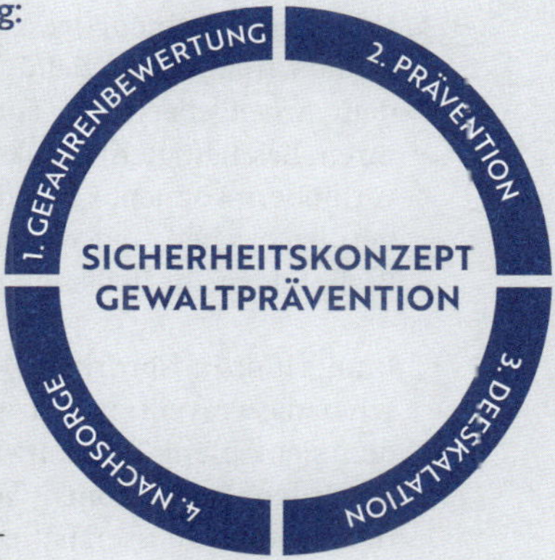

1. Gefahrenbewertung: Die Arbeitsplätze werden mittels Auswertung von Fragebögen sowie von Unfall- und Anzeigestatistiken einer Gefährdungsstufe zugeordnet.

2. Prävention: Für Büroarbeitsplätze, für den Außendienst und im Umgang mit Bargeld und Wertsachen werden – angepasst an die unter Punkt 1 ermittelte Gefährdungsstufe – in der Gefährdungsbeurteilung Präventionsmaßnahmen festgelegt und angewendet.

3. Deeskalation: Den Beschäftigten werden die Kommunikationsstandards im Umgang mit Bürgerinnen und Bürgern vermittelt, außerdem Strategien zur verbalen Deeskalation sowie das Verhalten und der Selbstschutz bei körperlichen Übergriffen.

4. Nachsorge: Die Beschäftigten werden nach traumatisierenden Ereignissen wie beispielsweise körperlichen Übergriffen medizinisch und psychologisch versorgt. Die Dokumentation erfolgt in Form von Übergriffsmeldungen, Straf- und Unfallanzeigen.

„Einerseits, um empathisch und einfühlsam zu sein. Andererseits, um klare Anweisungen zu geben und Grenzen zu setzen – manchmal muss man ja auch jemanden des Büros verweisen.“

Arbeitgeber haben eine Fürsorgepflicht

Haupt sieht in einem Deeskalations- und Gewaltpräventionstraining ein zielführendes Instrument, mit dem Arbeitgeber ihrer Fürsorgepflicht gegenüber ihren Beschäftigten nachkommen und Übergriffe verhindern können. Er hofft, „dass andere Kommunen nachziehen und wir ein großes Netzwerk von Profis bilden, die in diesem Bereich arbeiten“.

Immerhin: In Nordrhein-Westfalen gibt es inzwischen das Präventionsnetzwerk „Sicher im Dienst“, dem sich Anfang 2022 kurz nach der Gründung 250 Behörden, Institutionen, Verbände und Organisationen angeschlossen hatten. ◆

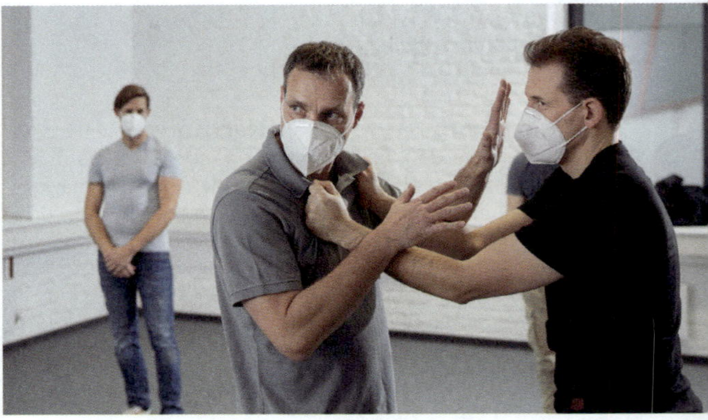

Für den Ernstfall trainieren die Seminarteilnehmer auch Techniken zur Selbstverteidigung.

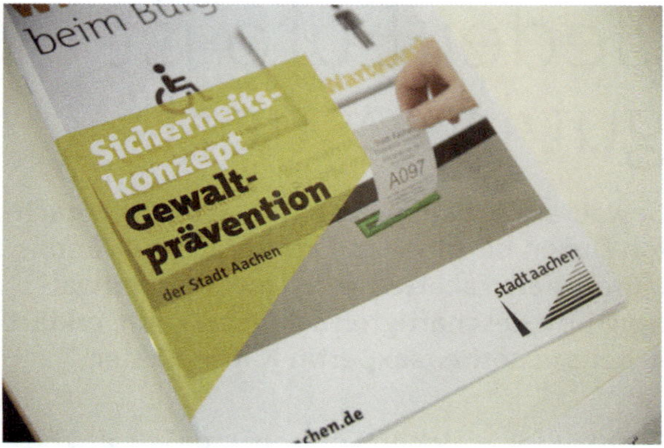

Weitere Infos

- Das „Aachener Modell“ als PDF zum Download: **www.unfallkasse-nrw.de**, Webcode: N0226
- Das Sicherheitskonzept Gewaltprävention der Stadt Aachen als PDF zum Download: **www.aachen.de/DE/archiv/archiv_stadt_buerger/archiv_politik_verwaltung/archiv_2018/Gewaltpraevention.html**
- Das Präventionsnetzwerk „Sicher im Dienst“ für mehr Schutz und Sicherheit von Beschäftigten im öffentlichen Dienst online: **www.sicherimdienst.nrw**
- Prävention Aktuell, Webstory „Deeskalation“ **https://praevention-aktuell.de/deeskalation/**

„Jeder Euro ist gut investiert“

Gewalt am Arbeitsplatz hat vom unangebrachten Duzen bis hin – im Extremfall – zu Amokläufen viele Facetten. Wie eine Stadtverwaltung ihre Beschäftigten schützen kann, erklärt Arbeitssicherheitsexpertin Katrin Päßler.

Frau Päßler, welchen Formen von Gewalt können Beschäftigte im öffentlichen Dienst ausgesetzt sein?

Katrin Päßler: Es beginnt bei subtilen Beleidigungen und unangepasstem Sozialverhalten. Dann geht es von übler Nachrede, Sachbeschädigung, Bedrohung, Nötigung bis hin zu körperlichen Angriffen, Angriffen mit Messern und Werkzeugen, Geiselnahmen und Amokläufen – Letztere kommen sehr selten vor. Das ist das Spektrum an Gewaltereignissen, mit dem wir in öffentlichen Verwaltungen zu rechnen haben.

Gilt das für alle Arbeitsplätze?

Katrin Päßler: Nicht alle Arbeitsplätze im öffentlichen Dienst sind gefährlich. Wir haben ca. 5.700 Beschäftigte bei der Stadt Aachen. 60 Prozent aller Arbeitsplätze sind im grünen Bereich. Da kann es zwar zu kontroversen

Interview
HOLGER SCHMIDT
Redakteur (Universum Verlag)

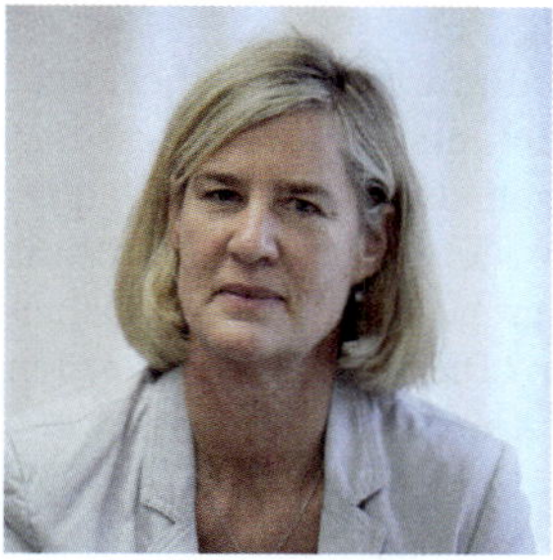

Foto: © Dominik Buschardt

Katrin Päßler arbeitet als leitende Fachkraft für Arbeitssicherheit bei der Stadt Aachen. Zuvor war sie bei der Unfallkasse Nordrhein-Westfalen tätig, wo sie an der Entwicklung des „Aachener Modells“ zur Gewaltprävention beteiligt war, das auf die Reduzierung von Bedrohungen und Übergriffen an Arbeitsplätzen mit Publikumsverkehr abzielt.

Gesprächen kommen, aber im Großen und Ganzen ist das normaler Kundendialog. Wir haben ungefähr 30 Prozent, bei denen die Kundenkontakte mit verbalen Aggressionen einhergehen, mit Beleidigungen oder unangepasstem Sozialverhalten. Bei zehn Prozent der Arbeitsplätze haben die Kolleginnen und Kollegen Kontakte mit Publikum, die auch körperliche Übergriffe beinhalten. Um hierzu ein paar Berufsgruppen zu nennen: der Rettungsdienst, der Ordnungs- und Sicherheitsdienst, die Vollziehungsbeamten, die Hausmeister und Sozialarbeiter in den Übergangswohnheimen. Und womit wir gar nicht gerechnet hatten: Auch die Kolleginnen und Kollegen, die auf dem Recyclinghof arbeiten, gehören in diese Gefährdungsstufe.

Mit welchen Maßnahmen schützt die Stadt denn ihre Beschäftigten?

Katrin Päßler: Das lässt sich nicht so einfach aufzählen. Wir haben basierend auf dem „Aachener

Modell" (siehe S. 12) ein umfassendes Sicherheitskonzept Gewaltprävention erstellt. Man muss den unterschiedlichen Formen der Gewalt mit adäquaten Mitteln begegnen. Wichtig ist zu schauen: Was brauchen die Beschäftigten vor Ort? Mit welchen Szenarien ist zu rechnen? Die Maßnahmen werden dann an den jeweiligen Arbeitsplatz angepasst.

Das Sicherheitskonzept funktioniert analog zum bekannten TOP-Prinzip des Arbeitsschutzes. Wie lässt sich das auf Gewaltprävention anwenden?

Katrin Päßler: Unsere Sicherheitsstandards haben wir unterteilt in technische, organisatorische, personenbezogene Maßnahmen. Also zuerst: Wie lassen sich Arbeitsplätze technisch-baulich sicher gestalten? Das kann die gefahrenbewusste Büro-

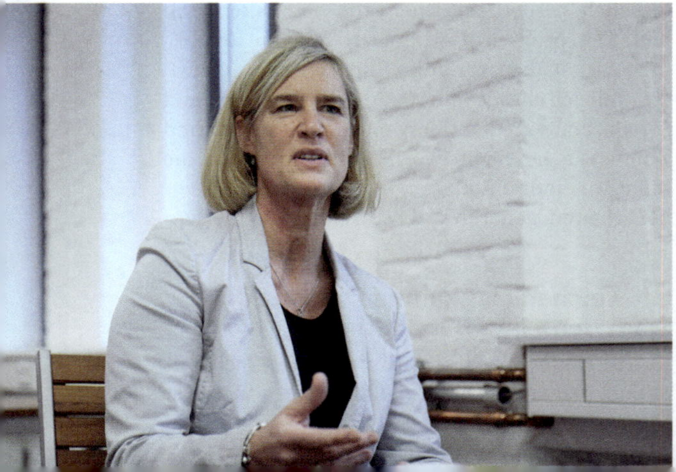

Foto: ©Dominik Buschardt

einrichtung sein, damit die Beschäftigten den kürzesten Fluchtweg vom Schreibtisch zur Tür haben. Dann: Mit welchen organisatorischen Regelungen lässt sich das Gewaltpotenzial vermeiden? Das können Terminvergaben sein, um die Wartezeiten zu verkürzen. Schließlich: die personenbezogenen Maßnahmen. Dazu gehört als ein Baustein unseres Sicherheitskonzepts das Deeskalationstraining. Das ist praktisch die Persönliche Schutzausrüstung fürs Büro. Auf der Baustelle arbeiten Sie ja auch nicht ohne Ihre PSA und tragen zum Beispiel einen Schutzhelm.

Möglicherweise möchten andere Kommunen dem Aachener Beispiel folgen. Haben Sie Tipps?

Katrin Päßler: Man muss sich über die Haltung und die Werte, die es in einer Stadtverwaltung gibt, Gedanken machen und definieren: Wo ist für uns die rote Linie? Das ist ein längerer Prozess, der bei uns anderthalb Jahre gedauert hat. Wir haben das Sicherheitskonzept mit verschiedenen Ämtern und Bereichen in der Stadt diskutiert und entwickelt. Wichtig ist, dass man alle Beteiligten in diesem Prozess mitnimmt und überzeugt. Nur dadurch hat das Konzept eine so breite Akzeptanz gefunden. Und: Prävention kostet auch Geld. Aber es lohnt sich. Jeder Euro ist hier gut investiert. Wir haben festgestellt, dass sich das Sicherheitsgefühl der Beschäftigten in vielen Bereichen verbessert hat.

SIBE IM PORTRÄT

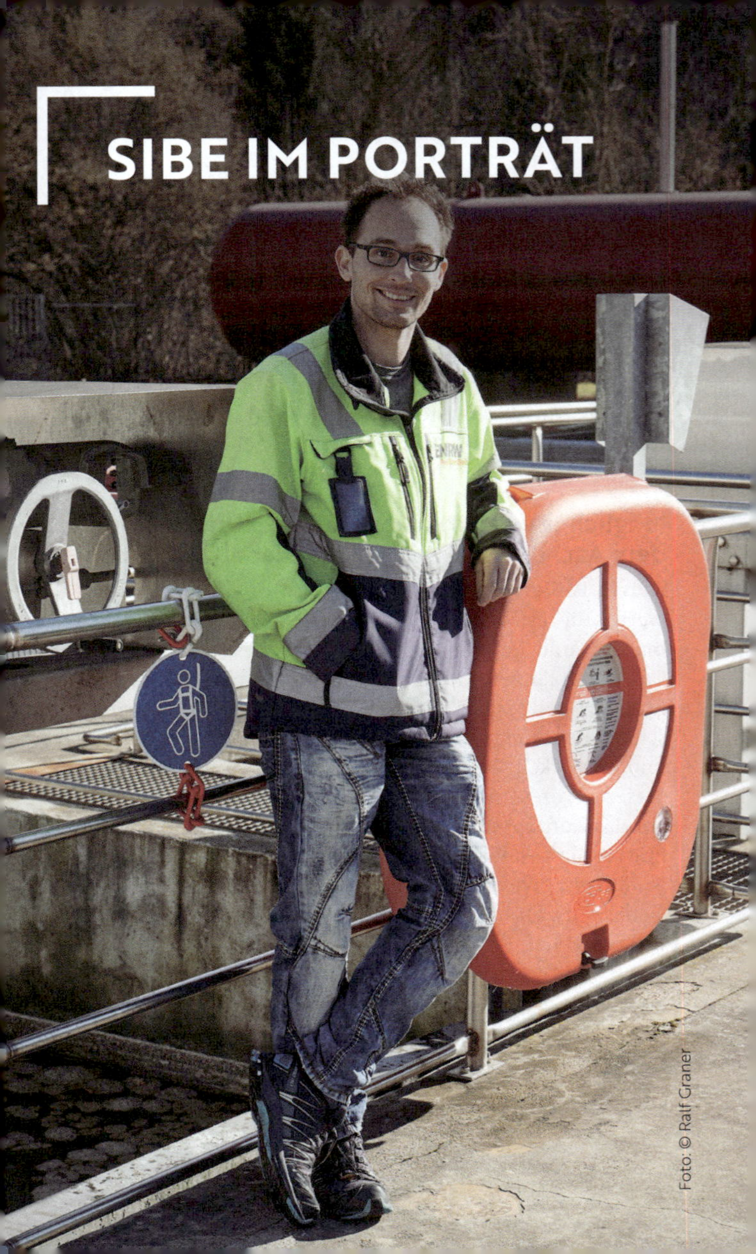

Foto: © Ralf Graner

Abgeklärt

„Als Fachkraft für Abwassertechnik trage ich in unserem Klärwerk dazu bei, dass die Einwohner in Rottweil und Umgebung sauberes Trinkwasser haben. Der Umgang mit Schmutz und Fäkalien, mit chemischen und biologischen Stoffen also, gehört zu den vielen Gefährdungen. Im Betriebslabor und in der Dosieranlage arbeiten wir mit Säuren und Laugen, in den Belebungsbecken mit biologischen Stoffen wie Bakterien.

Wegen der lauten Gebläse ist Gehörschutz gegen den Lärm wichtig. Außerdem besteht auf der Anlage Absturzgefahr, nicht nur vom etwa 30 Meter hohen Faulturm. Auch gibt es das Risiko, in die Becken zu stürzen und zu ertrinken.

Als Sibe unterstütze ich die Sicherheitsfachkräfte und Abteilungsleiter in Sicherheitsfragen, unterweise die Beschäftigten, führe Betriebsbegehungen durch und kontrolliere regelmäßig die Persönliche Schutzausrüstung. Die Aufgabe macht mir Spaß, weil ich meine Ideen einbringen und umsetzen kann. So haben wir die Becken zusätzlich zu den Geländern und Fangleinen mit zehn Rettungsringen bestückt. Ich selbst bin auch Sanitäter und habe auf die Anschaffung eines Defibrillators hingewirkt, um im Notfall Erste Hilfe leisten zu können.“

RAPHAEL TITZ
Sicherheitsbeauftragter beim ENRW Eigenbetrieb Stadtentwässerung in Rottweil. Dort wird das Abwasser von etwa 35.000 Einwohnern und angeschlossener Industrie gereinigt.

Schutz vor Zeckenstichen

Wer beruflich im Wald, an Wegesrändern, in Gärten oder Parks arbeitet, kommt unweigerlich mit Zecken in Kontakt. Betroffene können das Risiko durch Zeckenstiche (im Volksmund Zeckenbiss genannt) im Vorfeld und im Nachgang minimieren.

Zecken sind potenzielle Wirte für Bakterien und Viren, die bei Menschen ernsthafte Infektionskrankheiten hervorrufen können. Besonders problematisch sind Übertragungen von Borreliose und Frühsommer-Meningoenzephalitis (FSME). Durch die milden Winter der letzten Jahre sind Zecken inzwischen fast ganzjährig aktiv. Deshalb sollten sich Mitarbeiterinnen und Mitarbeiter regelmäßig über die Risiken durch Zeckenstiche, ihre Vermeidung und das richtige Agieren nach einem Zeckenstich informieren.

Zecken lauern auf Grashalmen und im Unterholz auf Menschen und Tiere, die sie im Vorbeigehen abstreifen. Das Risiko für eine Infektion steigt, je später eine Zecke am Körper entdeckt und sachgerecht entfernt wurde. Wichtig ist bei der Entfernung, dass der Zeckenleib nicht gequetscht wird, da sonst Krankheitserreger in den menschlichen Körper „hineingedrückt" werden.

Autor
DR. CHRISTOPH HEIDRICH
Leiter Prävention, Unfallkasse Rheinland-Pfalz

1. Werden gefährdete Mitarbeiterinnen und Mitarbeiter zu den Gefahren durch Zeckenstiche unterwiesen?

2. Wird bei der Arbeit im Außengelände möglichst geschlossene, körperbedeckende Kleidung getragen?

3. Werden offene Hautbereiche mit Zeckenspray eingesprüht, um Zecken abzuhalten?

4. Wird nach Tätigkeiten im Außenbereich, spätestens nach Dienstschluss, der ganze Körper auf Zecken abgesucht?

5. Stehen Zeckenentferner, zum Beispiel Zeckenkarten für unterschiedliche Zeckengrößen, zur Entfernung von Zecken zur Verfügung?

6. Wird die Stichstelle nach Entfernung der Zecke desinfiziert?

7. Werden bei der Berufsausübung aufgetretene Zeckenstiche dokumentiert (in einem Verbandbuch beispielsweise)?

8. Wird nach Zeckenstichen die Stichstelle von den Betroffenen für mindestens eine Woche auf Hautveränderungen beobachtet?

9. Ist sichergestellt, dass bei Auftreten einer kreisförmigen Hautrötung oder bei Auftreten bestimmter Symptome (Fieber, Kopfschmerzen und Erbrechen) ein Arzt aufgesucht wird?

Suchtgefahren im Betrieb

Sucht ist ein Problem in allen Gesellschaftsbereichen. Viele der Betroffenen bringen die Schwierigkeiten mit in ihre Arbeitswelt – die Betriebe müssen darauf vorbereitet sein.

Suchtkranke Beschäftigte haben mehr Ausfalltage, sind weniger zuverlässig und auch in der sozialen Interaktion häufig schwierig. Diese Probleme entstehen nicht erst bei einer manifesten Abhängigkeitserkrankung – auch wiederholter, riskanter Konsum beeinträchtigt die Leistungsfähigkeit und das Betriebsklima.

Damit ist klar: Suchtprävention und Suchtfolgenmanagement sind betriebliche Aufgaben. Führungskräfte müssen darauf vorbereitet sein und geschult werden.

Der Unternehmer muss nach DGUV Vorschrift 1 „Grundsätze der Prävention“ (§ 7) dafür sorgen, dass „Versicherte, die erkennbar nicht in der Lage sind, eine Arbeit ohne Gefahr für sich oder andere auszuführen“, nicht mit entsprechenden Aufgaben betraut werden. Das schließt ein, dass Führungskräfte einschätzen können, ob jemand ein riskantes Konsumverhalten aufweist und dadurch sich und andere gefährdet.

Autor
FRANZ ROIDERER
Redakteur (Universum Verlag)

1. Wurde eine Betriebs-/Dienstvereinbarung „Gesundheit und Suchtprävention“ geschlossen?
2. Sind die Führungskräfte in der Lage, bei auffälligen Mitarbeitern und Mitarbeiterinnen sachgerecht zu reagieren?
3. Nehmen die Führungskräfte an Schulungen zum Thema teil?
4. Gibt es eine betriebliche Suchtberatung (bei kleineren Betrieben Kooperation mit externer Suchtberatung)?
5. Erhalten Betroffene nach einer Therapie Hilfe und Unterstützung im Betrieb?
6. Werden die Beschäftigten regelmäßig über Suchtgefahren und Hilfsangebote informiert?
7. Werden die Arbeitsbedingungen als mögliche Suchtursache bei der Analyse miteinbezogen?
8. Wird etwa bei Betriebsfeiern der Verzicht auf Alkohol und andere Suchtmittel gefördert?
9. Werden Mitarbeiterinnen und Mitarbeiter frühzeitig auf mögliche Probleme angesprochen?
10. Gibt es ein Konzept für eine gestufte Intervention bei auffälligen Beschäftigten?

Download: www.sibe-jahresfachbuch.universum.de

Wege zum Homeoffice

Im Rahmen der Corona-Pandemie haben viele Unternehmen Homeoffice-Arbeitsplätze geschaffen. Das bringt Herausforderungen für Arbeitgeber und Beschäftigte mit sich.

Waren anfänglich Probleme mit der Ausstattung und der Arbeitsumgebung bei den Beschäftigten von Bedeutung, so stehen nun auch zunehmend psychische Belastungen und Erschöpfungssymptome wie beispielswiese „Zoom-Fatigue“ im Fokus.

Auf dem Weg zum gesunden Homeoffice-Arbeitsplatz warten für Unternehmen, Führungskräfte und Beschäftigte auch weiterhin einige Herausforderungen.

Sind die Voraussetzungen für einen Homeoffice-Arbeitsplatz gegeben? Gibt es klare Regelungen und Absprachen zwischen Beschäftigten und Führungskräften? Wie können der zwischenmenschliche Kontakt und eine gute Kommunikation gewährleistet bleiben? Sind alle benötigten Arbeitsmittel und eine ergonomische Büroausstattung vorhanden?

Durch vorausschauende Planung, gute Organisation und Kommunikation lassen sich die genannten Punkte erfolgreich lösen.

Autorin
DR. MED. STEPHANIE JUNG
Fachärztin für Arbeitsmedizin

1. Ist die Arbeitsaufgabe bzw. Tätigkeit grundsätzlich für das Homeoffice geeignet?

2. Bringt der / die Beschäftigte die erforderlichen Voraussetzungen für das Homeoffice (Selbstständigkeit, Selbstdisziplin, Abgrenzungsfähigkeit) mit?

3. Werden durch das Homeoffice die individuellen Entwicklungs- und Karrierechancen nicht beeinträchtigt?

4. Sind die räumlichen Voraussetzungen erfüllt?

5. Wurden klare Absprachen zu Arbeitszeit, Erreichbarkeit und Pausenregelungen getroffen?

6. Wird der regelmäßige Austausch im Team, z. B. durch regelmäßige virtuelle Abteilungsmeetings oder Kaffeepausen im Videochat, gefördert?

7. Ist der regelmäßige Austausch zwischen Führungskräften und Beschäftigten sichergestellt (z.B. feste Sprechzeiten)?

8. Gibt es für die Beschäftigten Qualifizierungsmaßnahmen zur Mediennutzung und virtuellen Kommunikation?

9. Gibt es für die Vorgesetzten Qualifizierungsmaßnahmen für das „Führen auf Distanz“?

10. Ist die erforderliche ergonomische Ausstattung an Arbeitsmitteln vorhanden?

Download: www.sibe-jahresfachbuch.universum.de

Atemschutzmasken richtig ausgewählt

Welche Eigenschaften der Masken sind bei der Auswahl und Benutzung zu beachten, um die gewünschte Schutzwirkung zu erreichen?

Atemschutzmasken sind auch im privaten Bereich zum Alltag geworden. Durch entsprechende Änderungen im staatlichen Regelwerk (MedBvSV) sind nun Produkte verfügbar, die vor der Pandemie in Europa nicht als Atemschutzsysteme bei der Arbeit zugelassen waren.

Besonders bei der Nutzung dieser (FFP2-)Masken muss darauf geachtet werden, dass sie einen dichten Sitz im Gesicht behalten. Außerdem sollen die Atemschutzmasken auch in Kombination mit anderer PSA dicht anliegen, sonst ist kein Schutz mehr gewährleistet.

Bei der Auswahl der geeigneten Atemschutzmaske bietet Ihnen die DGUV-R 112-190 „Benutzung von Atemschutzgeräten" eine gute Unterstützung und Entscheidungshilfe.

Autor

CHRISTOPH THELEN
Institut für Arbeitsschutz (IFA)

1 Sind die vom Arbeitgeber zur Verfügung gestellten Atemschutzmasken mit CE xxxx gekennzeichnet?

---

2 Schützt der Atemschutz angemessen vor den auftretenden Gefahrstoffen / Biostoffen?

---

3 Ist der technische und hygienische Zustand akzeptabel?

---

4 Gibt es Gründe, die einen Dichtsitz der Maske verhindern, wie Gesichtsbehaarung oder besondere Eigenschaften wie Narben?

---

5 Hat die Maske eine zu dem Gesicht passende Form? Kann aus unterschiedlichen Formen eine passende Maske ausgesucht werden?

---

6 Kann die Arbeitsaufgabe erfüllt werden, auch wenn Atemschutz getragen wird?

---

7 Kann man trotz Atemschutz noch gut verstanden werden?

---

8 Funktioniert die Atemschutzmaske in Kombination mit anderen Ausrüstungen, wie Brillen oder Gehörschutz?

---

9 Ist für wiederverwendbare Masken (z. B. EN149:2001 Klasse FFP2 R) eine hygienische Ablagemöglichkeit vorhanden?

Download: www.sibe-jahresfachbuch.universum.de

Erholsame Pause im Homeoffice

Regelmäßige Pausen sind unabdingbar, das ist klar. Was kann getan werden, damit die Pausen bei der Arbeit von zu Hause erholsam sind?

Eine erholsam gestaltete Pause beeinflusst die anschließende Motivation und Produktivität bei der Arbeit. Fehlern wird vorgebeugt und das Unfallrisiko vermindert.

Gerade bei der Arbeit von zu Hause ist es wichtig, neben einer längeren Pause immer wieder Kurzpausen einzulegen. Der gemeinsame Kaffee oder der kurze Spaziergang im Büro fehlt? Unser Tipp: Stellen Sie sich den Wecker, stehen Sie auf, lüften Sie das Arbeitszimmer, machen Sie einige Lockerungsübungen und versuchen Sie, gedanklich abzuschalten. Das hilft Ihnen, sich am Ende des Arbeitstages nicht ausgelaugt zu fühlen.

Um sich selbst zu strukturieren, ist die Aufstellung eines genauen Zeitplans mit Arbeitsbeginn, -ende und Pausen sinnvoll. Dieser gibt Ihnen, Ihrem Team und den Mitmenschen im Haushalt Planungssicherheit und regelt Ihre Erreichbarkeit. So können Sie auch Ihre Erholungszeit bewusst fernab vom Arbeitsplatz und ohne Unterbrechung durch Arbeitsbelange verbringen.

Autorin

THERESA GÜNTHER
Präventionsberaterin, Unfallkasse Rheinland-Pfalz

1. Wird bei der Arbeit von zu Hause darauf geachtet, dass die Beschäftigten ausreichend Zeit haben, die Pausenzeiten einzuhalten?

2. Werden alle 60 Minuten Kurzpausen vom Bildschirm für die Augen, Haltung und Konzentration gemacht?

3. Wird im Team darauf geachtet, sich gegenseitig an die Arbeitspausen zu erinnern?

4. Werden die Beschäftigten dazu ermutigt, während der Pause aufzustehen und ihren Arbeitsplatz zu verlassen?

5. Erhalten die Beschäftigten für die Arbeit von zu Hause Tipps und Angebote für eine (gemeinsame) aktive und gesunde Pausengestaltung?

6. Gibt es in Ihrem Betrieb Absprachen, wie An- und Abwesenheit transparent gemacht werden?

7. Können die Beschäftigten ihre Pausen ungestört von Unterbrechungen durch Arbeitsbelange verbringen?

Download: www.sibe-jahresfachbuch.universum.de

Sicherheitsbeauftragte im Betrieb

Haben wir genügend Sicherheitsbeauftragte im Betrieb? In den meisten deutschen Unternehmen und Verwaltungen gibt es Sicherheitsbeauftragte. Sie unterstützen den Unternehmer bei der Aufgabe, Arbeitsunfälle zu verhüten und die Mitarbeiterinnen und Mitarbeiter vor Gesundheitsgefahren zu schützen.

Unternehmen und Verwaltungen sind durch § 22 SGB VII sowie durch § 20 DGUV Vorschrift 1 verpflichtet, eine gewisse Anzahl von Sicherheitsbeauftragten zu bestellen. Beide Bestimmungen machen jedoch keine weiteren Angaben über die erforderliche Anzahl von Sicherheitsbeauftragten. Dies müssen die verantwortlichen Personen selbst festlegen.

In § 20 (1) der DGUV Vorschrift sowie in der zugehörigen DGUV Regel 100-001 „Grundsätze der Prävention" werden fünf Kriterien angegeben, die bei der Ermittlung als Orientierung dienen sollen:

Autor

DR. MARKUS KOHN
DGUV, Referat „Betriebliche Organisation von Sicherheit und Gesundheit"

1 Bestehende Unfall- und Gesundheitsgefahren
Besteht an den Arbeitsplätzen oder bei den Tätigkeiten eine erhöhte Unfall- oder Gesundheitsgefahr?
Falls ja, Anzahl der Sicherheitsbeauftragten entsprechend erhöhen.

---

2 Räumliche Nähe
Sind für jeden Arbeitsbereich eines Standorts eigene Sicherheitsbeauftragte benannt?
Falls nein, Sicherheitsbeauftragte für die nicht betreuten Arbeitsbereiche benennen.

---

3 Zeitliche Nähe
Sind die Sicherheitsbeauftragten in ihren Arbeitsbereichen zur selben Zeit tätig wie die anderen dort Beschäftigten?
Falls nein, für die betroffenen Arbeitsbereiche Sicherheitsbeauftragte benennen.

---

4 Fachliche Nähe
Üben die Sicherheitsbeauftragten gleiche oder ähnliche Tätigkeiten aus wie die anderen Beschäftigten in dem jeweiligen Arbeitsbereich?
Falls nein, Sicherheitsbeauftragte aus den entsprechenden Tätigkeitsbereichen benennen. Sind mehrere Sprachgruppen vertreten, dies bitte berücksichtigen.

---

5 Anzahl der Beschäftigten
Kennen die Sicherheitsbeauftragten die ihnen zugeordneten Beschäftigten, deren Arbeitsplätze und Tätigkeiten persönlich?
Falls nein, zusätzliche Sicherheitsbeauftragte ernennen und Zuständigkeitsbereiche entsprechend aufteilen.

Download: www.sibe-jahresfachbuch.universum.de

Nacht- und Schichtarbeit

Nacht- und Schichtarbeit ist weit verbreitet. Ihre hohen Belastungen für den Körper können durch eine gute Gestaltung der Arbeit stark reduziert werden.

Nacht- und Schichtarbeit findet sich vor allen Dingen in Betrieben, deren Dienstleitungen rund um die Uhr zur Verfügung stehen müssen. Dazu zählen viele Bereiche des öffentlichen Dienstes, wie Polizei und Feuerwehr, Krankenhäuser sowie die Versorgung mit Strom, Wasser oder Gas. Im Verkehrswesen ist Schichtarbeit an der Tagesordnung. Zunehmend erweitern aber auch Logistikunternehmen und das produzierende Gewerbe bei entsprechender Auftragslage ihre Arbeitszeiten in die Nachtstunden und auf die Wochenenden.

Nachtarbeit bedeutet immer ein Arbeiten gegen die eigene „innere Uhr". Das belastet den Körper über das normale Maß hinaus. Um die Folgen von Nachtarbeit zu minimieren, existieren seit Langem arbeitswissenschaftliche Empfehlungen zur Gestaltung der Arbeit – insbesondere zur Planung der Schichtzeiten, zu Pausen, zur Infrastruktur im Betrieb und zur Arbeitsschwere.

Autor

DR. TORSTEN KUNZ

Präventionsleiter der Unfallkasse Hessen

1. Ist die Anzahl der aufeinanderfolgenden Nachtschichten auf maximal drei begrenzt?

2. Rotieren die Schichten vorwärts (erst Früh-, dann Spät-, dann Nachtschichten)?

3. Sind die Arbeitszeiten nicht zu lang (Schichten mit über 8 Stunden Dauer nur, wenn Arbeitsplätze geeignet und genügend Pausen vorhanden)?

4. Sind Pausenregelungen vorhanden, und gibt es eine größere Pause vor Erreichen des Leistungstiefs?

5. Ist die Schichtplanung frühzeitig kommuniziert worden und verbindlich (keine kurzfristigen Änderungen von Seiten des Arbeitgebers)?

6. Ist die Teilnahme an der Nachtarbeit freiwillig, und gibt es Flexibilität in Einzelfällen?

7. Wird die Mehrbelastung der Nachtarbeit durch Freizeit ausgeglichen, und gibt es zusammenhängende freie Wochenenden anstelle von freien Einzeltagen an Wochenenden?

8. Ist „Nacht- und Schichtarbeit" ein Thema im Arbeitsschutzausschuss und in der Gefährdungsbeurteilung?

Weiterführende Broschüren:
- „Leitfaden zur Einführung und Gestaltung von Nacht- und Schichtarbeit", BAUA
- „Schichtarbeit gesund und sozialverträglich gestalten", Hans-Böckler-Stiftung

Download: www.sibe-jahresfachbuch.universum.de

Sicher Arbeiten in engen Räumen

Beengung, gefährliche Atmosphäre, Absturzgefahren und Gefahrstoffe – wer in Kanäle, Schächte und schmal begrenzte Räume einsteigt, muss vor Beginn des Arbeitseinsatzes gut planen und sich auf seine Kollegen verlassen können.

Das Einsteigen und Arbeiten in engen Räumen ist bei vielen Tätigkeiten Routine, dennoch ist das Einsteigen und Arbeiten in „umschlossenen Räumen“ eine der gefährlichsten Aufgaben für die damit beauftragten Personen. Es müssen viele Sicherheitsaspekte beachtet und eingehalten werden, damit es keine schweren oder sogar tödlichen Unfälle gibt.

Sicheres Arbeiten in engen Räumen verlangt dem ausführenden Team viel Erfahrung und Übung ab. Die Arbeiten müssen im Vorfeld gut geplant werden, um bei Gefahren, wie z. B. durch Sauerstoffmangel, Abstürzen, Explosionsgefahr, Ertrinkungsgefahr, richtig handeln zu können.

Der Einstieg in einen umschlossenen Raum ist also immer mit hohen Risiken verbunden, da trotz aller Vorsichtsmaßnahmen nicht hundertprozentig vorhergesagt werden kann, welche Einflüsse im Inneren vorherrschen.

Autor

HILMAR TETSCH
Koordinator Arbeitssicherheit, Landeshauptstadt Stuttgart

1 Ist vor Beginn der Arbeiten eine verantwortliche Person benannt worden?

---

2 Ist ein Alarm- und Rettungsplan vorhanden?

---

3 Tragen die Mitarbeiterinnen und Mitarbeiter die entsprechende Schutzkleidung und geprüfte PSA?

---

4 Gab es vor Beginn der Arbeiten eine „Lagebesprechung“?

---

5 Ist die Einstiegstelle ausreichend abgesichert?

---

6 Wurde der Raum oder der Kanal ausreichend gelüftet (natürliche Lüftung oder technische Lüftung)?

---

7 Gasgefahr: Wurde die Atmosphäre durch geschultes und eingewiesenes Personal freigemessen?

---

8 Wurde vor dem Einsteigen eine „Aufsichtführende Person“ benannt, die von außerhalb alle Schutzfunktionen überwacht?

---

9 Ist sichergestellt, dass immer zwei Personen einsteigen?

Download: www.sibe-jahresfachbuch.universum.de

Wie gut ist Ihre Kantine?

Ungesunde Ernährung ist ein schleichender Killer. Sie erhöht das Risiko für Bluthochdruck, Herzleiden, Diabetes, Übergewicht oder auch Schlaganfälle.

Eine gesundheitsfördernde und nachhaltige Verpflegung im Betrieb ist ein zentraler Baustein der Gesundheitsprävention. Aber gesunde und abwechslungsreiche Gerichte in der Kantine anzubieten, ist nicht einfach. Die Deutsche Gesellschaft für Ernährung (DGE) hat einen „Qualitätsstandard für die Verpflegung in Betrieben" erarbeitet, der den Betrieben helfen soll, dieses Ziel umzusetzen.

Dabei werden die für die Verpflegung Verantwortlichen während der gesamten Prozesskette begleitet und beraten: Von der Planung über den Einkauf, die Zubereitung, die Essensausgabe bis hin zur Entsorgung. Auch die Verwendung nachhaltig produzierter Lebensmittel ist ein wichtiges Thema im Qualitätsstandard.

Erhältlich ist der Qualitätsstandard auf der Webseite „Job und Fit" der Deutschen Gesellschaft für Ernährung unter: **www.jobundfit.de/fachinformationen/medien/**

Autor
FRANZ ROIDERER
Redakteur (Universum Verlag)

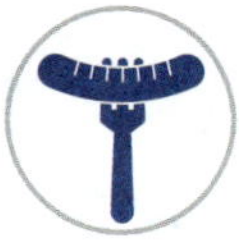

1 Ist ein vegetarisches Angebot täglich zu allen Mahlzeiten verfügbar?

2 Wird das saisonale Gemüse- und Obstangebot der eigenen Region berücksichtigt?

3 Wird zwischen Kartoffeln, Reis und Nudeln abgewechselt?

4 Werden täglich Gemüse und frischer Salat angeboten?

5 Gibt es mindestens einmal pro Woche Seefisch?

6 Bietet Ihre Kantine frisches Obst sowie Milch und Milchprodukte an?

7 Gibt es ein reichhaltiges Angebot an alkoholfreien Getränken (z. B. Mineralwasser, Fruchtsäfte und Schorlen)?

8 Werden frittierte und/oder panierte Produkte nur maximal viermal in 20 Verpflegungstagen eingesetzt?

9 Werden auf der Speisekarte Nährstoffangaben gemacht? (Ein während der Arbeitszeit eingenommenes Mittagessen sollte 1.000 kcal nicht überschreiten.)

10 Besteht die Möglichkeit, sich über die verwendeten Zusatzstoffe in jeder einzelnen Komponente zu informieren?

Quelle: DGE

Download: www.sibe-jahresfachbuch.universum.de

Ermüdung bei Webkonferenzen vermeiden

Video- und Webkonferenzen gehören seit Beginn der Pandemie zum Büroalltag. Diese Tipps helfen gegen „Zoom-Fatigue".

Im Zuge der Coronapandemie und der damit verbundenen Ausweitung von Homeoffice-Arbeitsplätzen hat die Durchführung von Web- und Videokonferenzen stark zugenommen. Neben positiven Effekten, wie Sicherung des Informationsaustausches auf Distanz, Zeitersparnis und Verbesserung der Vereinbarkeit von Beruf und Familie, können aber auch negative Auswirkungen beobachtet werden. Insbesondere dann, wenn Videokonferenzen häufig und zeitlich dicht aufeinander folgen. Ein in letzter Zeit zunehmend beobachtetes Phänomen ist die sogenannte „Videokonferenz-Erschöpfung" oder „Zoom-Fatigue". Darunter versteht man Müdigkeit und Erschöpfung, die durch die Teilnahme an Web- und Videokonferenzen ausgelöst werden. Sie kann sich in Form von Konzentrationsstörungen, Gereiztheit und Ungeduld äußern. Auch körperliche Auswirkungen wie Kopf- und Rückenschmerzen können auftreten.

Autorin

DR. MED. STEPHANIE JUNG
Fachärztin für Arbeitmedizin

Foto: © Kateryna – stock.adobe.com

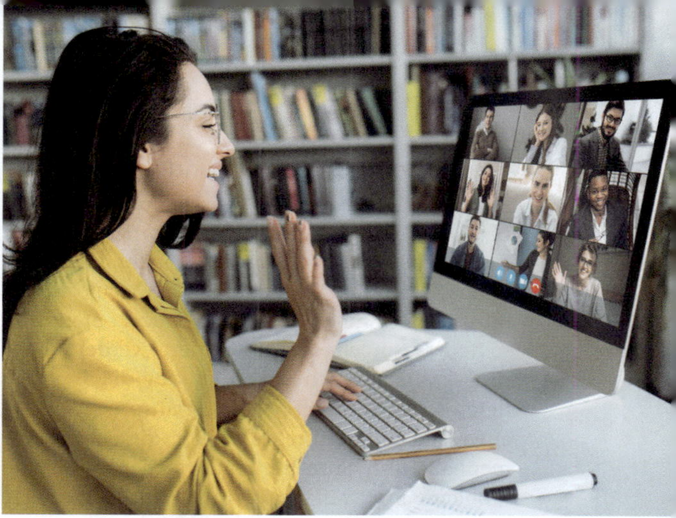

Welche Faktoren sind die Auslöser?

Die Ursachen sind vielfältig und lassen sich im Wesentlichen drei Bereichen zuordnen:

Erstens: Unzureichende Technik, z. B. schlechte Videoqualität, häufige Unterbrechungen bei schlecht funktionierenden Internetverbindungen. Zweitens: Nicht optimale Organisation und Durchführung von Meetings, wie z. B. dicht aufeinander folgende Termine, keine Pausen, langweilige Moderation. Drittens: Die eingeschränkte Beziehungsebene bei der Kommunikation, da Mimik und Gestik beim Sprechen fehlen. Das Gehirn wird so überfordert, weil die teilnehmenden Personen nur optisch und akustisch wahrgenommen werden. Im Vergleich zu einem normalen Arbeitstreffen fehlen unbewusste Sinneseindrücke zur Situation und Stimmung, sodass das Gehirn sich mehr anstrengen muss. Auch der Eindruck, über die Videokamera ständig unter Beobachtung zu stehen, kann belasten.

Was können Chefinnen und Chefs tun?

Eine wichtige Rolle spielt das Thema „Führen auf Distanz". Dies bedeutet, dass Führungskräfte das Team auch auf Distanz zusammenhalten und Kooperation und Kommunikation ermöglichen müssen. Gerade in Web- und Videokonferenzen sollten Gespräche gut moderiert werden. Führungskräfte müssen außerdem für die Beschäftigten selbst auf die Entfernung ansprechbar und anwesend sein. Hilfreich sind in diesem Zusammenhang feste Sprechzeiten, in denen sie für die Probleme ihrer Mitarbeiterinnen und Mitarbeiter erreichbar sind.

Was ist wichtig bei der Vorbereitung und Planung?

Ganz entscheidend ist die Etablierung einer sogenannten „Meeting-Kultur". Das gilt auch für Web- und Videokonferenzen. Bereits bei der Vorbereitung sollte verstärkt auf den zeitlichen Ablauf, Gesprächsregeln und Moderation geachtet werden. Das Einplanen regelmäßiger Pausen gehört auch dazu. Als Faustregel kann beispielsweise nach einem 60-minütigen Meeting eine 15-minütige Pause eingelegt werden.

Was kann man selbst tun?

Jede Person kann einen Beitrag für ihre Gesundheit leisten. Dazu gehört es an erster Stelle, die Meetingpausen sinnvoll zur Erholung zu nutzen. Eine kleine Bewegungseinheit, Lockerungsübungen oder ein Gang an die frische Luft tragen oft schon zur Erholung bei. Außerdem ist eine leichte, gesunde und abwechslungsreiche Ernährung bei sitzenden Tätigkeiten wichtig. Wird mehrere Tage hintereinander Homeoffice durchgeführt, kann auch das Wechseln der Räumlichkeiten oder alternativ das Wechseln der Bildschirmansicht hilfreich sein. Zudem sollte man sich nicht durch private Angelegenheiten ablenken lassen. Dabei hilft eine feste Tagesplanung.

Wie wird die Entwicklung in der Zukunft aussehen?

Führungskräfte bzw. Organisatoren von Online-Meetings stehen mittlerweile vor besonderen Herausforderungen. Grund dafür ist, dass viele Betriebe zukünftig eine Mischung aus Präsenz- und Homeofficephasen planen, sodass ein Teil der Belegschaft vor Ort sein wird und ein Teil im Homeoffice. Der Austausch im Team muss dann per Web- oder Videokonferenz stattfinden. Durch zusätzliche Qualifizierungsmaßnahmen im Bereich „Führen auf Distanz“ sowie zu speziellen Moderationstechniken kann man sich auf die neuen Aufgaben vorbereiten.◆

Wo gibt es weiterführende Informationen?

Mit dem Thema „Zoom-Fatigue“ beschäftigen sich Institutionen wie die Deutsche Gesetzliche Unfallversicherung (DGUV), die Initiative Neue Qualität der Arbeit (INQA) oder der BKK-Dachverband. Das IAG hat die Praxishilfe und den CHECK-UP „Zoom-Fatigue“ erstellt. Beides kann unter **https://publikationen.dguv.de** Webcode p022072 kostenfrei heruntergeladen werden.

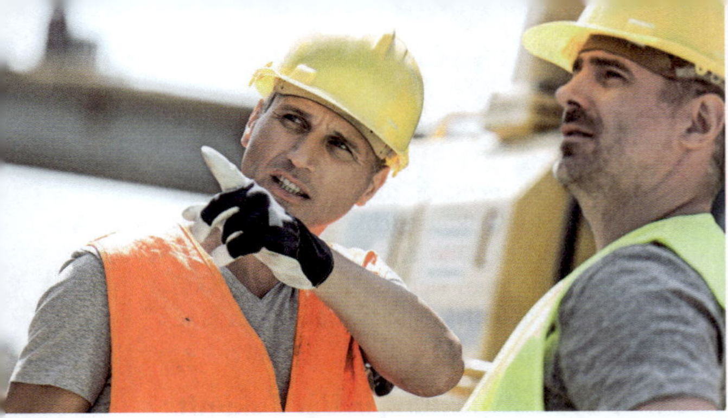

Foto: © moodboard – stock.adobe.com

Kommunikation auf Baustellen

Gute Kommunikation auf Baustellen kann Leben retten! Das Verstehen von Sicherheitsanweisungen, der Austausch von Informationen, die Wahrnehmung von Zurufen, das alles muss funktionieren.

Arbeiten auf Baustellen sind mit einer Vielzahl von Gefährdungen verbunden. Die Anforderungen an den Arbeitsschutz und die damit einhergehende Kommunikation sind hier besonders hoch. Häufig sind mehrere Firmen gleichzeitig auf einer Baustelle tätig. Damit sich die Mitarbeiter nicht gegenseitig gefährden, müssen deren Einsätze optimal abgestimmt werden. Dies ist die Aufgabe der Sicherheits- und Gesundheitskoordinatoren (SiGeKos). Neben guten Fachkenntnissen und verantwortlichem Verhalten

Autor

DR. REINHARD M. OBERMAIER
Leiter Fachbereich Bau (VDSI)

basiert die Sicherheits- und Gesundheitsschutzkoordination auf Baustellen vor allen Dingen auf einwandfreier Verständigung.

Sprachbarrieren als Herausforderung

Sprachbarrieren stellen Sicherheits- und Gesundheitsschutzkoordinatoren jedoch oftmals vor eine Herausforderung: Die Tatsache, dass sich die Baustelle in Deutschland befindet, bedeutet nicht zwangsläufig, dass die dort tätigen Personen Deutsch sprechen oder zumindest verstehen. Man kann davon ausgehen, dass immer mehrere Sprachen vorzufinden sind. Baustellen werden häufig durch Kleinunternehmer aus der zweiten Generation der Fremdarbeiter abgewickelt, die hauptsächlich mit aus deren Heimat angeworbenem Personal arbeiten. In der Baustellenverordnung ist Deutsch zwar als Projektsprache aufgeführt, aber selbst auf großen Baustellen international tätiger Unternehmen gilt häufig, dass die im Betrieb der Kleinunternehmen genutzte Fremdsprache auch auf der Baustelle gesprochen wird.

Übersetzer müssen verfügbar sein

Sicherheits- und Gesundheitsschutzkoordinatoren ohne entsprechende Fremdsprachenkenntnisse sind somit darauf angewiesen, dass weitere Personen für eine Übersetzung zur Verfügung stehen. Allerdings ist das nicht immer gewährleistet, und es besteht die Gefahr, dass wichtige Informationen zur Sicherheit und Gesundheit der Beschäftigten nicht in ausreichendem Maße kommuniziert werden können. Auch Vorarbeiter, Poliere und Bauleiter sprechen oft nur ihre eigene Sprache, sodass eine umfassende Einweisung der Arbeiter über sie als entsprechende Vermittler wegfällt. Dann wird es schwierig, die ordnungsgemäße Anwendung der Arbeitsverfahren bei den Beschäftigten abzufragen und zu überwachen. Hilfsmittel, wie zum Beispiel die von der BG Bau zur Verfügung gestellten Übersetzungen zu Sicherheitsmaterialien, können in diesen Fällen eingesetzt werden und kompensieren vorerst die Sprachbarriere.

Unternehmen miteinander abstimmen

Im Gegensatz zur Bauleitung, die vornehmlich mit den direkten Vertragspartnern des Bauherren Arbeitserfolg und Qualität abstimmt, müssen alle Unternehmen in die Sicherheits- und Gesundheitsschutzkoordination eingebunden werden. Dies ist die Aufgabe der Sicherheits- und Gesundheitsschutzkoordinatoren. Sie müssen sicherstellen, dass in der Kette der Unternehmensorganisationen Informationen verlässlich weitertransportiert werden.

Sind ausländische Unternehmen mit Personal ohne deutsche Sprachkenntnisse tätig, so muss die Baustellenorganisation dafür sorgen, dass bilinguale Partner mit Kenntnissen in Bautechnik und Sicherheitstechnik für eine Übersetzung in Sprache und Schrift zur Verfügung stehen. Denn neben der Vermittlung von Informationen muss es für den oder die SiGeKo möglich sein, mit geeigneten Techniken das Verständnis der Mitarbeiter auf der Baustelle abzufragen und gegebenenfalls zu überprüfen. Unter diesen Umständen erhöht sich die notwendige Arbeitsleistung für Sicherheit und Gesundheitsschutzkoordination zusätzlich deutlich. Nur so kann aber eine adäquate Organisation

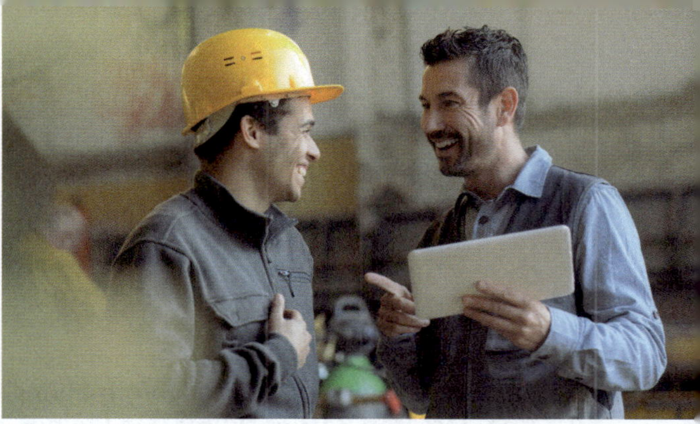

Foto: © auremar – stock.adobe.com

Auf Baustellen müssen bilinguale Partner zur Verfügung stehen.

für ausreichende Sicherheitszustände auf der Baustelle aufgebaut und erhalten werden.

Auch in der Pandemie erfolgreich

Grundsätzlich sollte die unabhängige und übergreifende Position der Sicherheits- und Gesundheitsschutzkoordinatoren als weiteres, wesentliches Element für eine erfolgreiche Baustellenkommunikation betrachtet werden. Ist der Koordinator oder die Koordinatorin in der Lage, die Funktion angemessen auszufüllen, so kann auch unter erschwerten Verhältnissen die Sicherheit einer Baustelle in ausreichendem Maß gewährleistet werden.

Gerade die jüngste Vergangenheit mit den beträchtlichen Anforderungen der Pandemie hat die Notwendigkeit des Gesundheitsschutzes ganz besonders hervorgehoben. Wie sich gezeigt hat, waren Baustellen bisher keine Hotspots für die Weiterverbreitung des Coronavirus. Die Maßnahmen der einzelnen Unternehmen wurden hier mit guter Sicherheits- und Gesundheitsschutzkoordination abgestimmt und zu einem gemeinsamen Erfolg geführt.◆

Schwierige Gespräche

Eine offene und wertschätzende Gesprächskultur führt zu einem optimierten Informationsfluss und besseren Betriebsklima. Ein kleiner Leitfaden für die Praxis.

Wir alle kennen das aus eigener Erfahrung. In Familien ist es manchmal schwierig, vernünftig miteinander zu sprechen. Auch im beruflichen Umfeld können wir in solche Situationen geraten. Es gibt Kolleginnen und Kollegen, mit denen wir Schwierigkeiten haben, und es gibt Vorgesetzte, die beispielsweise als hart oder unnahbar gelten. Manchmal sind es aber auch persönliche Vorbehalte, die uns dieses Gefühl vermitteln und durch die wir den Kontakt zu bestimmten Personen als problematisch empfinden.

Solch eine Situation kann sich manchmal verfestigen, und es tritt ein Schweigen ein, das einen Austausch hemmt oder gar unmöglich macht. Dabei ist sicher: Funktionierende Kommunikationswege helfen, Missverständnisse und Konflikte zu vermeiden. Sie gewährleisten, dass auch sicherheits- und gesundheitsrelevante Informationen alle Personen erreichen. Manche Verbesserungsprozesse werden sogar erst durch ein Gespräch in Gang gesetzt!

Autor

WOLFGANG KURZ

Beratender Ingenieur für Sicherheit und Gesundheit

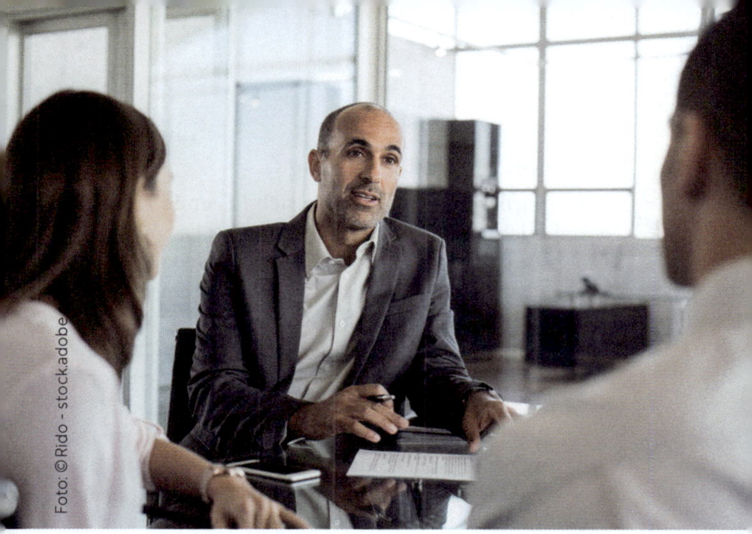
Foto: © Rido - stock.adobe

Diskutieren auf Augenhöhe

Wer ein offenes Ohr für Fragen und interessante Ideen hat und diese auf Augenhöhe diskutiert, kann sich weiterentwickeln und tritt seinem Gegenüber wertschätzend entgegen. Für Betriebe bedeutet das: höhere Produktivität und Zukunftsfähigkeit sowie weniger Risiken. Auch das persönliche Wohlbefinden und das Betriebsklima sind abhängig von einer transparenten und achtsamen Kommunikation. Das stärkt nicht nur den Zusammenhalt, sondern ist auch ein positives Aushängeschild für das Unternehmen.

Aber wie geht man nun ein Gespräch an, von dem man denkt, dass es „schwierig" werden könnte? Voraussetzung für ein konstruktives Gespräch ist die Wertschätzung des Gegenübers. Der angemessene Ton und ein offenes Ohr sorgen für das richtige Gesprächsklima. Gehen Sie also immer offen und positiv in die Gesprächssituation hinein.

Fragen zur Vorbereitung

Zur Vorbereitung stellen Sie sich folgende Fragen: Habe ich genügend Menschenkenntnis, um meinen Gesprächspartner richtig einzuschätzen? Wie waren meine Erfahrungen in der Vergangenheit? Lag ich richtig? Diese Selbstreflexion ist wichtig, denn manch einer tritt von einem Fettnäpfchen in das nächste, und das Gespräch läuft in eine unerwünschte Richtung. Auch die Wirkung der äußeren Erscheinung, wie Kleidung, Aussehen, Körperhaltung und Blickkontakt, sollten Sie nicht außer Acht lassen. Es schadet also nicht, darauf ein paar Gedanken zu verwenden.

Machen Sie sich vor dem Gespräch einen Plan, was Sie thematisieren möchten. Je nach Inhalt ist es gut, eine weitere Person dabeizuhaben oder ein Gesprächsprotokoll zu verfassen, das beide Personen unterzeichnen. So kann man immer nachlesen, was vereinbart wurde, und die Gegenseite hat nicht die Möglichkeit, anschließend etwas zu behaupten, das nicht Gesprächsgegenstand war.

Eine gute Atmosphäre schaffen

Wichtig ist eine natürliche und freundliche Offenheit. Achten Sie auf Ihren Gesprächspartner, ist ein freundlicher Austausch möglich? Je kontaktfreudiger und zugänglicher jemand während eines Gesprächs wird, desto größer sind die Chancen, dass Sie sich anschließend besser verstehen. Ernsthafte Gespräche sollten deshalb aber nicht in Plaudereien abgleiten. Achten Sie auf den „roten Faden“, und lenken Sie das Thema gegebenenfalls wieder in die richtige Richtung – aber höflich und mit Gefühl.

Zur Bewertung eines Gesprächs gehört auch die anschließende Analyse: War es eine offene Gesprächssituation, die beide Seiten als zugewandtes und höfliches Interesse erlebt haben? Konnte alles, was Sie sich als Ziel formuliert haben, angesprochen werden?

Fazit zur Gesprächskultur

Möchten Sie für eine nachhaltige Gesprächskultur sorgen, so sollten Sie sich regelmäßig folgende Fragen stellen:

- Teile ich Informationen, die für andere ebenfalls wichtig sind oder sein können?
- Bringe ich Kritik sachlich an und suche gemeinsam nach Lösungen?
- Bringe ich mich mit eigenen Ideen und Vorschlägen ein?
- Begegne ich anderen Menschen mit Wertschätzung, Höflichkeit und Respekt?
- Spreche ich ehrlich an, was mir auffällt oder wo ich unsicher bin?

Durch gut strukturierte Gespräche stellen Sie sicher, dass Wissen und Ideen ausgetauscht werden und Information nicht verloren geht. Dinge beim Namen zu nennen, ist nicht nur eine Aufgabe von Führungskräften. Feedback ist auch unter Kolleginnen und Kollegen und gegenüber Führungskräften wichtig, denn transparente Kommunikation sorgt für ein gutes Betriebsklima. ◆

Einweisen von Fahrzeugen

Vor allen Dingen beim Rückwärtsfahren kann es zu schweren Personenschäden kommen. Um solche Unfälle zu vermeiden, ist Teamarbeit beim Einweisen gefordert. Handsignale sind dabei eine gute Unterstützung.

In der Straßenverkehrsordnung ist das Einweisen von Fahrzeugen eindeutig geregelt. Danach ist das Fahrpersonal dafür verantwortlich, dass beim Rückwärtsfahren eine Gefährdung anderer Personen ausgeschlossen sein muss. Wenn es erforderlich ist, müssen sich die Fahrer einweisen lassen. Für den Gesetzgeber ist das Rückwärtsfahren eine gefährliche Fahrbewegung. Der Verzicht aufs Einweisen ist kein Kavaliersdelikt. Im Schadensfall oder wenn Personen gefährdet werden, wird ein Vergehen hart bestraft.

Da Rückwärtsfahrten nie ausgeschlossen werden können, müssen Arbeitgeber diese Fahrzeugbewegungen im Rahmen der Gefährdungsbeurteilung immer berücksichtigen. Dazu gehört es auch, die Beschäftigten regelmäßig mit den erforderlichen Handsignalen zum Einweisen vertraut zu machen.

Autor

KLAUS GRUNDMANN
Prävention Unfallkasse NRW

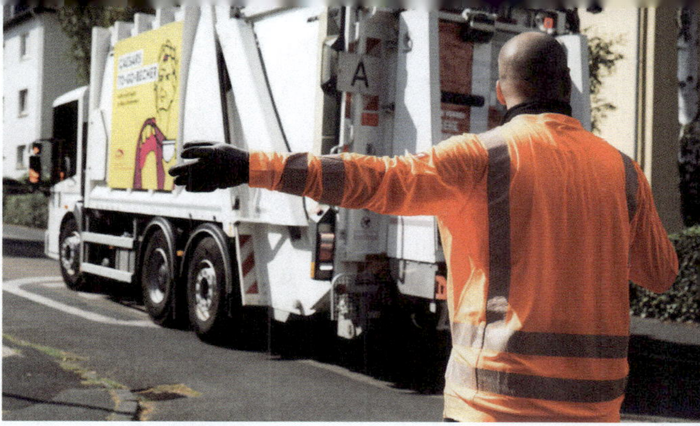

Foto: © Unfallkasse Nordrhein-Westfalen

Beim Einweisen müssen alle Handzeichen bekannt sein und sitzen.

Praktische Übung hilft

Die Handsignale sollten nicht nur theoretisch vermittelt werden. Es empfiehlt sich, die Unterweisung auch als praktische Übung auf dem Betriebsgelände durchzuführen. So können sich Fahrer und Einweiser einspielen und lernen, sich auf die Einweisung zu konzentrieren und aufeinander zu verlassen. Häufig ist nämlich zu beobachten, wie Fahrer ständig wechselnd in die Außenspiegel hin und her schauen, ohne auf die Handsignale der einweisenden Person zu achten. Das ist ein Indiz dafür, dass die Beschäftigten nicht wirklich zusammenarbeiten.

Viele Betriebe haben gute Erfahrungen damit gemacht, ihre Fahrzeuge mit Karten oder Aufklebern auszustatten, auf denen die Handsignale abgebildet sind. Die Karten sind dann ständig zur Ansicht in der Fahrzeugkabine präsent. Außerdem können Aufkleber an geeigneten Stellen am Fahrzeug angebracht werden. Solche Aufkleber dienen nicht nur als Übersicht, sie sollen auch eine ständige „Erinnerung" für die Beschäftigten sein, dass Fahrzeuge beim Rückwärtsfahren eingewiesen werden müssen.

Rückwärtsfahren ist Teamarbeit

Allen Beteiligten muss bewusst sein: Das Einweisen von Fahrzeugen ist Teamarbeit! Fahrer und Einweiser müssen sich aufeinander verlassen können, und alle müssen wissen, was zu tun ist, auch wenn mal etwas von der Normalität abweicht. Die Schutzmaßnahmen und die Verhaltensregeln, die angewendet werden müssen, hängen vor allen Dingen von den konkreten Einsatzbedingungen und möglichen Gefährdungssituationen ab.

Auf Folgendes müssen Fahrer und Einweiser achten und reagieren:

- Die Fahrzeugbesatzungen müssen die Handsignale kennen.
- Die Handsignale müssen deutlich gegeben werden.
- Zwischen dem Fahrzeug und dem Einweiser dürfen sich keine anderen Personen aufhalten.
- Während des Einweisens dürfen keine anderen Tätigkeiten ausgeführt werden.
- Auch Einweiser sind unfallgefährdet und müssen immer einen ausreichenden Abstand zum Fahrzeug halten.
- Aufgepasst: Sobald sich der Einweiser nicht mehr im Sichtfeld der Außenspiegel befindet, muss der Fahrer das Fahrzeug sofort anhalten.
- Das Fahrzeug darf nur in Schrittgeschwindigkeit bewegt werden.
- In ungewohnter Umgebung, bei kritischen Verkehrsverhältnissen oder wenn neue Kolleginnen und Kollegen mitarbeiten, bestimmt der Fahrer, wo sich der Einweiser positionieren soll.
- Einweiser sollten nach Möglichkeit am Fahrbahnrand stehen. Wichtig: Die Fahrbahn darf nur betreten werden, wenn das im Schutz des Fahrzeuges geschehen kann und die Verkehrsverhältnisse den Aufenthalt auf der Fahrbahn zulassen. Das Heck des Fahrzeuges muss dann immer einsehbar sein.

- Bei kürzeren Rückfahrstrecken können Einweiser vorausgehen und das Fahrzeug heranwinken.
- Bei längeren Rückfahrstrecken hingegen müssen Einweiser den Fahrzeugbewegungen folgend vorausgehen, den Blickkontakt zum Fahrer halten und die Umgebung zur möglichen Warnung anderer Personen im Auge behalten. Dies geht nur mit „schnellen Blicken" auf die Wegstrecke, auf das ihm folgende Fahrzeug und auf die Umgebung.
- Die Wegstrecke muss frei von Stolperstellen sein.
- Überschaubare Engstellen oder herumschwenkende Fahrzeugkabinen, wie beispielsweise bei der rechtwinkligen Einfahrt in eine Rückfahrstrecke, sollten mit weiteren Personen abgesichert werden. In kritischen Situationen kann die Person die die Lage sichert, Passanten ansprechen und bitten zu warten oder den Fahrer durch lautes Rufen aufmerksam machen.

Technische Systeme als Ersatz?

Im Zuge technischer Innovationen sind heute viele Fahrzeuge mit Kamera-Monitor-Systemen und mit Rückfahr-Assistenzsystemen ausgestattet. Dadurch werden die Gefährdungen beim Rückwärtsfahren deutlich reduziert. Diese Systeme ersetzen jedoch nicht in allen Fällen das Einweisen. Die Verantwortung, dass andere Personen nicht gefährdet werden dürfen, bleibt auch dann immer beim Fahrpersonal.

Zusätzliches Material

Eine Einweiserkarte mit den wichtigsten Handzeichen finden Sie zum Download unter:
www.sibe-jahresfachbuch.universum.de
-> Downloads -> Nützliches für Sibes

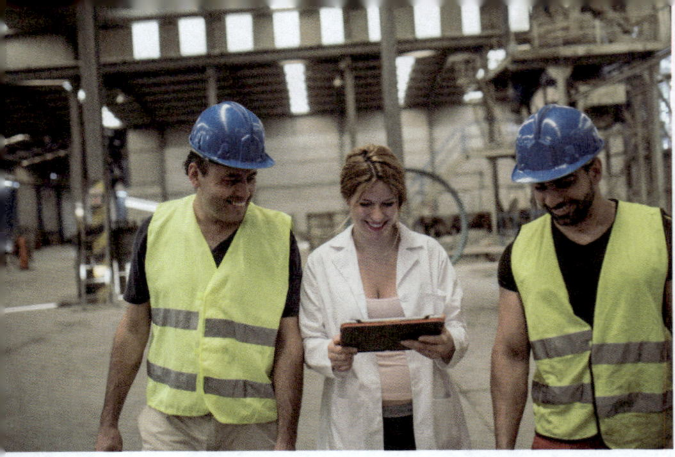

Foto: © FotoAndalucia - stock.adobe.com

Die Aufgaben von Betriebsarzt und Sifa

Damit Sicherheitsbeauftragte gut mit Betriebsarzt und Fachkraft für Arbeitssicherheit zusammenarbeiten, müssen sie deren Zuständigkeiten kennen.

Viele Beschäftigte verbinden mit der Tätigkeit von Betriebsärztinnen und -ärzten nur arbeitsmedizinische Untersuchungen. Tatsächlich ist deren Aufgabengebiet aber sehr umfassend, wie das der Fachkräfte für Arbeitssicherheit (Sifa) auch. „Sicherheitsbeauftragte müssen sich darüber im Klaren sein“, sagt Jürgen Binder,

Autorin

MIRJAM ULRICH
Journalistin

Aufsichtsperson der Unfallkasse Baden-Württemberg. Schließlich sollen sie mit beiden eng zusammenarbeiten.

Gesetzlich definierte Aufgaben

Der Betriebsarzt hat die Aufgabe, beim Arbeitsschutz, der Unfallverhütung und allen Fragen des Gesundheitsschutzes zu unterstützen, heißt es im §3 des „Gesetzes über Betriebsärzte, Sicherheitsingenieure und andere Fachkräfte für Arbeitssicherheit" (ASiG). So ist etwa der Betriebsarzt zu Rate zu ziehen, wenn Arbeitszeit, Pausenregelung, Schichtsystem oder Arbeitsrhythmus grundlegend verändert werden sollen. Des Weiteren gehört es zur Aufgabe von Betriebsärztinnen und -ärzten, bei der Organisation der „Ersten Hilfe" im Betrieb zu beraten. Sicherheitsbeauftragte können sich bei Fragen etwa zur Auswahl von Ersthelferinnen und Ersthelfern an sie wenden, sagt Binder. Auch bei der Frage, welche Hygienemaßnahmen erforderlich sind, seien sie die Ansprechpartner für Sicherheitsbeauftragte.

In § 6 ASiG stehen die Aufgaben der Fachkraft für Arbeitssicherheit. Sie ist nicht nur für die sicherheitstechnische Überprüfungen oder die Untersuchung von Arbeitsunfällen und Präventionsmaßnahmen zuständig. Laut Gesetz soll sie auch bei der Schulung der Sicherheitsbeauftragten mitwirken. „Wenn es um Methoden- oder Sozialkompetenz geht, beispielsweise Gesprächsführung, können Sicherheitsbeauftragte ruhig auch auf ihre Fachkraft für Arbeitssicherheit zugehen", erläutert der Ingenieur. Ebenso können sie sich bei ihr nach aktuellen Informationen, verlässlichen Quellen im Internet oder Literaturtipps erkundigen.

Schnittmenge bei der Zuständigkeit

Für eine ganze Reihe Aufgaben sind jedoch sowohl Betriebsarzt als auch Sifa zuständig. Dazu zählen etwa:

- bei der Beschaffung von technischen Arbeitsmitteln und der Einführung neuer Arbeitsverfahren und -stoffe zu beraten;
- bei der Auswahl und Erprobung von Körperschutzmitteln – zum Beispiel der Persönlichen Schutzausrüstung (PSA) oder aktivem Hautschutz – zu beraten;
- bei der Erstellung oder Aktualisierung der Gefährdungsbeurteilung zu unterstützen;
- bei der Planung, Errichtung und Änderung von Betriebsanlagen zu beraten;
- Arbeitsstätten regelmäßig zu begehen, gegebenenfalls festgestellte Mängel dem Arbeitgeber oder der sonst für den Arbeitsschutz und die Unfallverhütung zuständigen Person zu melden, Lösungsvorschläge dafür zu machen und darauf hinzuwirken, dass die Mängel behoben werden;
- Beschäftigte über Unfall- und Gesundheitsgefahren und die Einrichtungen und Maßnahmen zur Abwendung dieser Gefahren zu belehren.

Ansprechpartner kennen

In der Regel wissen Sicherheitsbeauftragte nach dem Grundlagenkurs der Unfallversicherungsträger gut über die Aufgaben von Betriebsarzt und Sifa Bescheid, sagt Binder. „Viele Kommunen und kommunale Eigenbetriebe beschäftigen jedoch keine eigenen Betriebsärzte, oft auch keine internen Fachkräfte für Arbeitssicherheit“, weiß der Arbeitswissenschaftler. Vielmehr arbeiten sie mit überbetrieblichen arbeitsmedizinischen oder sicherheitstechnischen Diensten zusammen. Häufig müssen neuberufene Sicherheitsbeauftragte daher erst einmal über die Personalabteilung herausfinden, wer ihre zuständigen Ansprechpartnerinnen oder -partner sind.

Der Experte der Unfallkasse rät neuen Sicherheitsbeauftragten, nicht erst bis zu ihrer ersten Sitzung des Arbeitssicherheitsausschusses (ASA) zu warten. Stattdessen sollen sie bald den Kontakt mit der Fachkraft für Arbeitssicherheit und der Betriebsärztin oder dem Betriebsarzt aufnehmen, um sich kurz vorzustellen. „Das Fundament einer guten Zusammenarbeit ist, dass man sich kennt und austauscht.“◆

Weitere Infos

- Das Gesetz über Betriebsärzte, Sicherheitsingenieure und andere Fachkräfte für Arbeitssicherheit (ASiG) findet sich online unter: **www.gesetze-im-internet.de/asig**
- DGUV Vorschrift 2 „Betriebsärzte und Fachkräfte für Arbeitssicherheit“ gibt es zum Herunterladen unter: **publikationen.dguv.de**, Webcode: p000422
- Die Unfallversicherungsträger bieten Grundlagenausbildung für Sicherheitsbeauftragte, tätigkeitsspezifische Aufbauseminare sowie Weiterbildungskurse zu aktuellen Themen an.

Mehr Sicherheit für Bühnenpersonal

Der Vorhang geht auf, das Licht beleuchtet die Bühne und die Vorstellung beginnt. Das Publikum taucht ein in die ihm dargebotene Welt. Viele Gefahren, denen Akteure ausgesetzt sind, sind allerdings nicht erkennbar.

Das Licht, in dem die Künstler zu sehen sind, ist sehr hell. Zum Vergleich: Mit einer 100-Watt-Glühlampe ist ein Wohnzimmer gut ausgeleuchtet. Im Theater wird mit dem Zehnfachen an Leistung gearbeitet. Und davon sind nicht selten 50 bis 100 Scheinwerfer gleichzeitig im Einsatz. Das sind 50.000 bis 100.000 Watt, und ein Teil dieses Scheinwerferlichts strahlt direkt in das Gesicht der Darsteller. Das verursacht Blendung und Wärme.

Aber auch hinter der beleuchteten Kulisse lauern Gefahren für alle Beteiligten. Hier ist es im Gegensatz zur Bühne so dunkel wie möglich, damit die Zuschauer nicht sehen, was dort passiert, und abgelenkt werden. Kulissen werden auf Kommando geschoben, verfahren oder von oben herabgelassen. Das passiert alles, während sich die Künstler im Rampenlicht ihrer Rolle widmen.

Autor

HENDRIK BRÜGGEMANN
Diplom-Ingenieur für Theater- und Veranstaltungstechnik (FH)

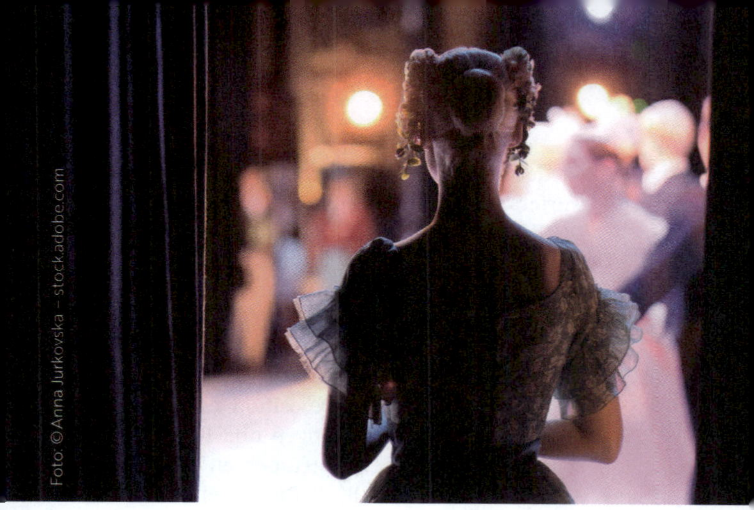

Die häufigste Unfallursache im Theater sind Stolperunfälle, z. B. durch Bodenbeläge, erhöhte Bühnenaufbauten, über Boden verlegte Kabel. Der Wechsel von Dunkelheit und Blendung durch die Scheinwerfer verstärkt die Gefahr zu stolpern.

Unsichtbare Gefährdungen

Das Orchester befindet sich im Orchestergraben. Dieser ist 2,5 m tiefer als das Bühnenniveau. Kein Geländer trennt Musiker und Darsteller, deshalb besteht für die Akteure auf der Bühne immer Absturzgefahr. Der Bühnenboden besteht aus Holz. Bei jedem Sprung wird der Muskel-Skelett-Apparat belastet. Die daraus entstehenden Folgen, vor allen Dingen für Tänzerinnen und Tänzer, machen sich erst nach Jahren bemerkbar. Es gibt weitere nicht sichtbare Gefahren für die Darsteller. Perücken, Tierhaare oder Schminke können zu allergischen Reaktionen führen. Hohe Blaulichtanteile von LED-Scheinwerfern beispielsweise können bei direktem Reinsehen zu Schädigungen der Augennetzhaut führen. Beim Einsatz von Entladungslampen wiederum wird aus dem Gehäuse des Scheinwerfers gefährliche UV-Strahlung freigesetzt. Die DGUV Information 215-314 „Sicherheit bei Veranstaltungen und Produktionen – Scheinwerfer" hat im Anhang eine Checkliste für den sicheren Umgang mit diesen Produkten.

Und wer denkt schon an Lärm, wenn ein Orchester spielt? Die Wochenexposition eines Orchestermusikers mit Vorstellungen und Proben überschreitet bei fast allen Instrumenten den unteren Auslösewert von 80 dB(A). Der Arbeitgeber muss deshalb geeigneten persönlichen Gehörschutz zur Verfügung stellen und eine Vorsorgeuntersuchung anbieten. Junge Musiker sind hier ein klares Vorbild im Arbeitsschutz. Sie tragen die PSA (Gehörschutz) wie ein Kleidungsstück. Beim Schauspiel sind es hingegen die jungen Darsteller, die gefährdet sind. Ihnen fehlen noch die Erfahrung und der routinierte Umgang mit möglichen Gefährdungen.

Gefährdungsbeurteilung

Um Unfälle im Theater zu vermeiden, gibt es neben Informationen und Handlungshilfen die DGUV Vorschriften 17/18 „Veranstaltungs- und Produktionsstätten für szenische Darstellung" und die dazugehörige konkretisierende DGUV Regel 115-002 „Produktions- und Veranstaltungsstätten für szenische Darstellung". Bevor eine Produktion auf die Bühne kommt, muss eine Gefährdungsbeurteilung anhand des Bühnenbildes und der zu erwartenden Inszenierung erstellt werden. Szenisch gefährliche Vorgänge werden von der Regie angesprochen und von Verantwortlichen, wie beispielsweise dem Meister oder der Meisterin für Veranstaltungstechnik, bewertet. Sie erstellen die Gefährdungsbeurteilung für die Produktion. Ein szenisch gefährlicher Vorgang kann z. B. eine Fechtszene, eine Schlägerei oder der Einsatz von Waffen (Pistolen) sein. Hier bedarf es meist der Hilfe von Profis, Fechtlehrern, Stuntkoordinatoren oder Waffenmeistern, die die Darsteller einweisen und unterweisen.

Ein Beispiel: In einer Szene ist das Abfeuern einer Waffe auf eine Person vorgesehen. Die Waffe ist eine Schreckschusspistole mit Platzpatronen. Diese muss gesichert bleiben bis zum tatsächlichen Schuss. Es darf nicht auf den Kopf gezielt werden, und der Mindestabstand zur Zielperson muss, auch wenn es wild zugeht, immer eingehalten werden. Dieser Ablauf wird so lange geprobt, bis er sitzt und ein routinierter Vorgang ist.

Auch psychische Belastungen machen keinen Halt vor der Bühne. Die meisten Künstlerverträge sind auf ein bis zwei Jahre befristet. Das unsichere Arbeitsverhältnis und die unregelmäßigen Arbeitszeiten mit einem sehr großen Arbeitspensum während der Probezeiten können negative Auswirkungen haben, was in der Gefährdungsbeurteilung berücksichtigt werden sollte.

Dass der Arbeitsschutz nicht mehr vor dem Theater wartet, zeigt sich glücklicherweise durch das Engagement von Künstlern in Arbeitsgruppen (Gesundes Orchester) oder die Bereitschaft, als Sicherheitsbeauftragte in ihrem Bereich mitzuwirken. Das macht auch die Bühne zu einem sichereren Arbeitsplatz. ◆

Psychische Belastung beurteilen

Psychische Belastungen können bei unterschiedlichen Anforderungen auftreten. Ab wann sie gesundheitsgefährdend sind, ist kaum wissenschaftlich festgelegt. Workshopverfahren helfen bei der Beurteilung.

Die psychische Belastung ist ein Sammelbegriff für viele unterschiedliche Anforderungen, die sich aus der Arbeit und ihren Rahmenbedingungen ergeben. Bei einer Tätigkeit in der Verwaltung beispielsweise muss man bestimmte Aufgaben erledigen, auf neue politische Vorgaben reagieren, man muss Sprechzeiten bereithalten, sich mit Kolleginnen und Kollegen abstimmen und arbeitet eventuell in beengten Räumen eines denkmalgeschützten Rathauses. Wie lässt sich nun herausfinden, ob solch eine Arbeitssituation negative Folgen für die Beschäftigten hat?

Gemeinsamer Workshop

Eine Besonderheit bei der psychischen Belastung ist: Es gibt so gut wie keine wissenschaftlich festgelegten Grenzen oder Normbereiche, die genau sagen, ab wann eine Tätigkeit oder Arbeitssituation gesundheitsgefährdend ist. Deswegen ist es bei der Ermittlung psychischer Belastungen empfehlenswert, die Betroffenen mit einzube-

Autorin

SONJA WITTMANN
Fachbereich Gesundheit, Kultur & Arbeitsfähigkeit
UK Rheinland-Pfalz

Eine praktikable Möglichkeit bieten Workshop-Verfahren, in denen mit den Beschäftigten Gefährdungen ermittelt, bewertet und Lösungen erarbeitet werden. Als Gruppengröße empfehlen sich 8 bis 15 Personen. Die Teilnehmer können aus einem gemeinsamen Arbeitsbereich kommen oder aus unterschiedlichen Bereichen, um auch bestehende Schnittstellen besprechen zu können.

Die Arbeitssituationsanalyse

Zur Arbeitssituationsanalyse werden in den Workshops folgende Fragen von der Gruppe bearbeitet und auf einem Flipchart oder einer Tafel zusammengetragen:

1. **Was gefällt Ihnen gut bei Ihrer Arbeit?**
2. **Halten Sie eine Verbesserung Ihrer Arbeitssituation für**
   - ▢ wichtig
   - ▢ teils/teils
   - ▢ nicht wichtig

   (eine Stimme pro Teilnehmer)
3. **In welchen Bereichen Ihrer Arbeitssituation sollte eine Verbesserung stattfinden?**
   - ▢ Umgebung des Arbeitsplatzes
   - ▢ Arbeitstätigkeit
   - ▢ Arbeitsorganisation
   - ▢ Vorgesetztenverhalten
   - ▢ Arbeitsklima

   (zwei Stimmen pro Teilnehmer; Auswahl der zwei Bereiche, die am häufigsten genannt wurden)
4. **Wodurch fühlen Sie sich belastet hinsichtlich der Umgebung des Arbeitsplatzes/Arbeitstätigkeit/Arbeitsorganisation etc.? Welche realistischen Verbesserungsvorschläge sehen Sie?**

Systematik

Mit den ersten beiden Fragen wird der generelle Handlungsbedarf durch die Workshop-Leitung abgefragt. Jede Person hat eine Stimme, die sie bei Frage 2 für eine der Beurteilungskategorien abgeben kann. So erfolgt eine erste Einschätzung über die Belastung der Arbeitssituation. Mit Frage 3 wird es konkreter: In welchen Bereichen wären Verbesserungen nötig, was sollte im Folgenden genauer besprochen werden? Jede Person hat in diesem Schritt zwei Stimmen, die sie auf die Aspekte

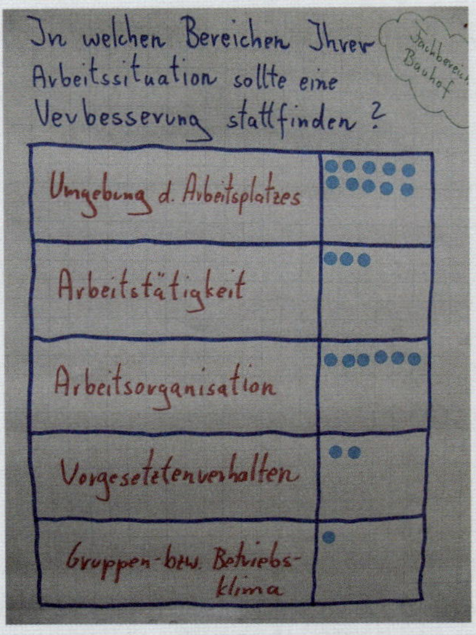

Foto: ©UK RLP

Abstimmung: Handlungsbedarf besteht bei der Verbesserung der Arbeitsumgebung und der Arbeitsorganisation.

„Umgebung des Arbeitsplatzes“, „Arbeitstätigkeit“, „Arbeitsorganisation“, „Vorgesetztenverhalten“ und „Arbeitsklima“ verteilen kann. Dabei können die zwei Stimmen auf unterschiedliche Aspekte oder einem einzigen Aspekt zugeordnet werden. Nach der Auswertung der Abfrage werden Verbesserungs- und Lösungsvorschläge für die Probleme in den Bereichen erarbeitet, die die meisten Punkte erhalten haben.

Ideen-Treffen

In den Ideen-Treffen der Deutschen Gesetzlichen Unfallversicherung (DGUV) befasst sich die Gruppe innerhalb einer Stunde mit folgenden Punkten:

1. Was läuft – was nicht?
2. Hauptthema finden
3. Lösungen finden
4. Aufgabenblatt erstellen

In Schritt 1 werden positive und negative Aspekte für alle sichtbar zusammengetragen und in Schritt 2 aus Sicht der Betroffenen im Rahmen einer Abstimmung beurteilt. Ist das Hauptthema bestimmt worden, so geht es an die gemeinsame Entwicklung einer Lösung. Ein dafür erstelltes Aufgabenblatt soll alle Beteiligten bei der praktischen Umsetzung unterstützen. Generell geht es bei der Beurteilung der psychischen Belastung immer um den Blick auf die Allgemeinheit: Welches Problem ist für die meisten relevant? Mit lösungsorientierten Maßnahmen lassen sich weitreichende positive Effekte erzielen, von denen das ganze Team profitieren kann. ◆

Praxisgeeignet – die neue UVV „Bauarbeiten"

Sie ist kurz, übersichtlich, klar verständlich und praxisnah – die neue Unfallverhütungsvorschrift „Bauarbeiten" (DGUV Vorschrift 38).

Bereits im Jahr 1977 hatte die Unfallverhütungsvorschrift (UVV) „Bauarbeiten" ihren Ursprung. In der zuletzt überarbeiteten Fassung aus dem Jahr 2012 enthielt sie über siebzig Paragrafen und wurde im November 2019 überarbeitet und genehmigt. Sie wurde auf dreizehn Paragrafen reduziert und formuliert klar und übersichtlich die Anforderungen für die sichere Durchführung von Bauarbeiten. Neu ist, dass die UVV künftig auch für sogenannte Solo-Selbstständige, also für Unternehmerinnen und Unternehmer ohne Beschäftigte, aber auch **für Bauherren gegenüber ihren Bauhelfern** gilt, die in Eigenarbeit nicht gewerbsmäßige Bauarbeiten ausführen. Seit 1. April 2020 ist die neue Fassung der Vorschrift nun bei der Berufsgenossenschaft der Bauwirtschaft (BG BAU) in Kraft. Mittlerweile gilt die Vorschrift auch bei den meisten Unfallkassen und sonstigen Trägern der öffentlichen Hand.

Autor

PROF. DIPL.-ING. FRANK WERNER
Stellv. Hauptabteilungsleiter BG BAU

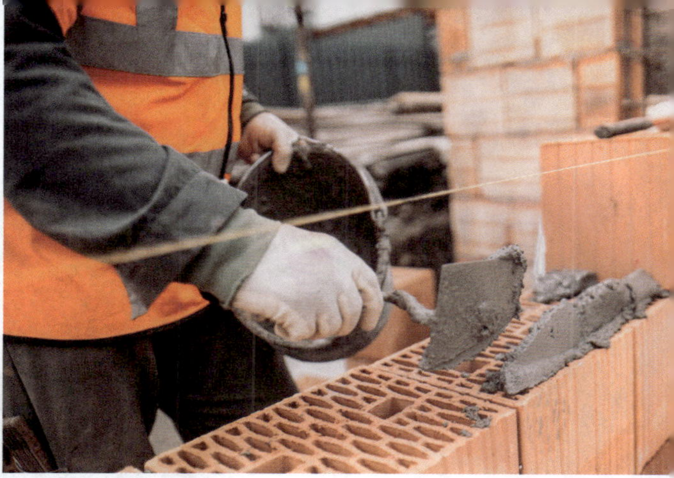

Foto: ©Hoda Bogdan – stock.adobe.com

UVV ist unverzichtbar

Die Besonderheiten der Branche, wie etwa die sich in allen Phasen des Bauprozesses verändernden Arbeitsbedingungen, der Einfluss der Witterung bei Tätigkeiten im Freien, die sich ändernden Infrastrukturen auf Baustellen, der ständige Wechsel der Projektbeteiligten durch die oft große Anzahl von Unternehmen und Gewerken und nicht zuletzt das noch immer signifikante Unfallgeschehen, waren die Gründe für den Erhalt und die Überarbeitung der Unfallverhütungsvorschrift. Sie ist für eine wirkungsvolle Präventionsarbeit nicht nur erforderlich, sondern unverzichtbar, weil alle milderen Mittel, wie zum Beispiel DGUV Regeln oder DGUV Informationen, hierfür nicht ausreichen, wie die Praxis zeigt.

Die neue Unfallverhütungsvorschrift „Bauarbeiten" (DGUV Vorschrift 38) ist in einem intensiven Prozess unter Beteiligung der Experten des Fachbereichs Bauwesen der DGUV, der BG BAU, der Sozialpartner der Bauwirtschaft, der Bauindustrie, der IG BAU und der staatlichen Stellen entstanden.

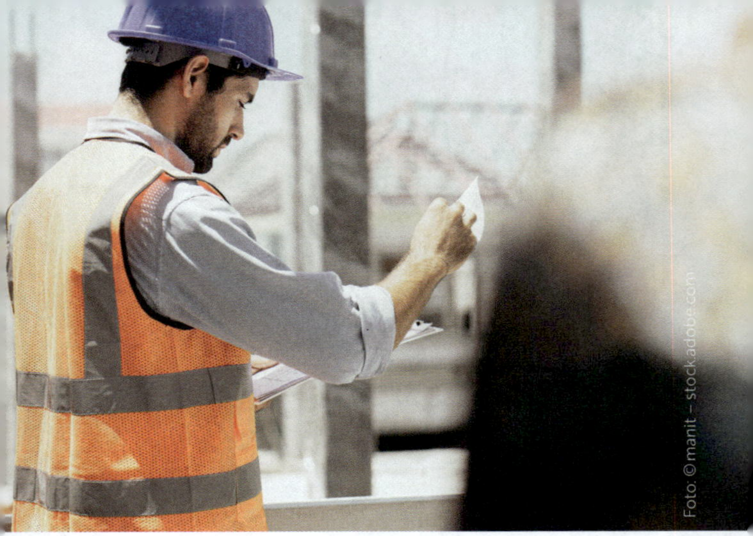

Die neue Vorschrift 38 ist eine wichtige Hilfe bei der Umsetzung der Anforderungen für die sichere Durchführung von Bauarbeiten.

Kurz und präzise

In nun 13 Paragrafen wurde sie auf die relevanten Bereiche reduziert. Zu den wichtigsten Themen gehören:

- Standsicherheit und Tragfähigkeit,
- Tätigkeiten an bestehenden Anlagen und Verkehrsgefahren,
- der Betrieb von selbstfahrenden Arbeitsmitteln und Fahrzeugen auf Baustellen,
- Arbeitsplätze,
- Verkehrswege,
- Absturz,
- Gefahr durch herabfallende Gegenstände.

Die Unfallverhütungsvorschrift beschränkt sich inhaltlich ganz konkret auf die typischen Gefahren von Baustellen. Dies bedeutet, dass die Verantwortlichen bereits beim ersten Verstoß dafür zur Rechenschaft gezogen und mit einer Geldstrafe belegt werden können. Alle Forderungen der neuen UVV „Bauarbeiten" stehen im Einklang mit den staatlichen Arbeitsschutzbestimmungen und deren konkretisierenden Technischen Regeln.

Zusätzliche Information

Die erläuternde DGUV Regel 101-038 „Bauarbeiten" geht einher mit der UVV „Bauarbeiten", wurde ebenfalls im Fachbereich Bauwesen erarbeitet und im Oktober 2020 veröffentlicht. Diese ersetzt die früheren Durchführungsanweisungen und stellt, bezogen auf den jeweiligen Paragrafen der Unfallverhütungsvorschrift „Bauarbeiten", beispielhaft bereichs-, arbeitsverfahrens- oder arbeitsplatzbezogene Maßnahmen zusammen. Sie zeigt außerdem auf, mit welchen konkreten Präventionsmaßnahmen die Pflichten der Arbeitgeber zur Verhütung von Arbeitsunfällen, Berufskrankheiten und arbeitsbedingten Gesundheitsgefahren erfüllt werden können.

Downloads

- DGUV Vorschrift 38 „Bauarbeiten"
  www.dguv.de (Webcode p021438)
- Bei der BG BAU findet man die dort in Kraft gesetzte Fassung der Unfallverhütungsvorschrift unter: **www.bgbau.de/38**
- DGUV Regel 101-038 „Bauarbeiten"
  www.dguv.de (Webcode p101038)

Schnäppchen machen?

Arbeitsmittel – Werkzeuge, Geräte, Maschinen oder Anlagen – werden bei der Ausführung fast aller Arbeiten im Betrieb gebraucht. Deshalb muss bei der Beschaffung auch der Arbeitsschutz mitgedacht werden.

Herr Müller, zuständig für die Haustechnik in einem großen Bürogebäude, war zufrieden: Endlich hatte er einen, wenn auch bescheidenen Betrag für die Beschaffung eines Akku-Bohrschraubers zur Verfügung gestellt bekommen. Und siehe da, ein Discounter bot einen preislich passenden Koffer mit Maschine, zwei Akkus, Ladegerät und Zubehör an. Schnäppchen!

Doch Herr Müller ärgerte sich: Erst wurden nach wenigem Gebrauch die Bohrer stumpf, dann ließ die Leistung der Akkus rapide nach und jetzt war auch noch der Schalter an der Maschine abgebrochen. Kein Schnäppchen – Schrott!

Hier ist offensichtlich etwas falsch gelaufen, Zeit und Geld sind verschwendet worden, zum Glück ist es nicht auch noch zu einem Unfall gekommen. Wie kann man solche Fehler bei der Beschaffung von Arbeitsmitteln vermeiden?

Autor

DR. KURT KROPP
Fachautor für Arbeitsschutz

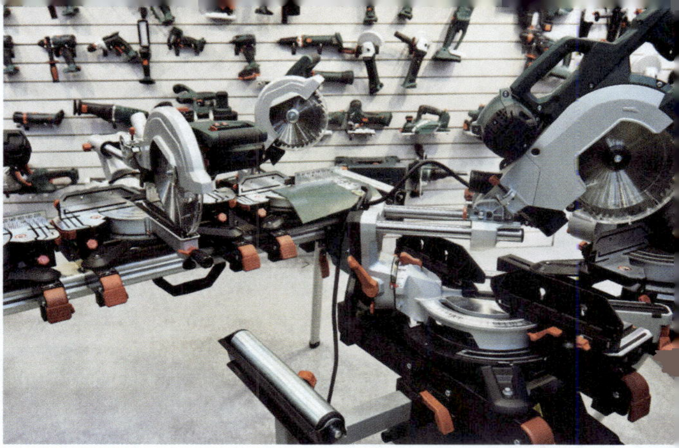

Foto: ©Sergey Ryzhov – stock.adobe.com

Auf die richtige Kennzeichnung achten

Fast alle Produkte, die in der EU verkauft werden, müssen mit der CE-Kennzeichnung versehen sein. Der Hersteller oder Importeur bescheinigt damit, dass das Produkt allen einschlägigen Bestimmungen der EU entspricht.

Eine unabhängige Prüfung der Richtigkeit dieser Zusicherung findet in der Regel nicht statt, doch gibt es Ausnahmen: So ist zum Beispiel vorgeschrieben, dass nur eine unabhängige Prüfstelle die CE-Kennzeichnung für Persönliche Schutzausrüstungen freigeben darf. Leider kann man das an der Kennzeichnung nicht erkennen.

Gütesiegel als Qualitätsmerkmal

Darüber hinaus gibt es eine Reihe von Gütesiegeln, die verlässliche Aussagen zur Qualität und Sicherheit eines Produkts machen. Das nach dem Produktsicherheitsgesetz zu vergebende GS-Zeichen (Geprüfte Sicherheit) garantiert eine unabhängige und zuverlässige Prüfung und bescheinigt hohe Sicherheit bei der Verwendung.

Quelle CE-Zeichen: Europäische Kommission, GS: Deutsche Gesetzliche Unfallversicherung e.V. / DGUV e.V.

DGUV-Test
(Quelle: DGUV e.V. (Berlin))

VDE-Zeichen
(Quelle: VDE Prüf- und Zertifizierungsinstitut GmbH)

Auch andere seriöse Stellen vergeben solche Gütesiegel, zum Beispiel:

- Die Deutsche Gesetzliche Unfallversicherung vergibt das DGUV Test-Zeichen.
- Der Verband der Elektrotechnik Elektronik und Informationstechnik e. V. vergibt das VDE-Zeichen.

Beachtet man diese Zeichen bei der Beschaffung von Arbeitsmitteln, kann man schon recht sicher sein, keine minderwertige Ware zu erstehen.

Betriebliche Anforderungen

„Der Arbeitgeber darf nur solche Arbeitsmittel zur Verfügung stellen und verwenden lassen, die unter Berücksichtigung der vorgesehenen Einsatzbedingungen bei der Verwendung sicher sind.

Diese Bestimmung aus der Betriebssicherheitsverordnung weist darauf hin, dass nicht jedes Arbeitsmittel für jeden Betrieb geeignet ist. Das „Schnäppchen" von Herrn Müller beispielsweise war sicher gut genug für den gelegentlichen Einsatz im häuslichen Bereich, aber nicht für den täglichen Einsatz durch einen Profi!

Eine vorbildliche Hilfe bei der Auswahl des geeigneten Arbeitsmittels ist die seit einiger Zeit vorgeschriebene Kennzeichnung von Leitern durch Piktogramme:

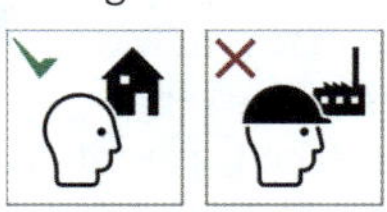

Leiter nur für den privaten Gebrauch geeignet
(Quelle: ZARGES)

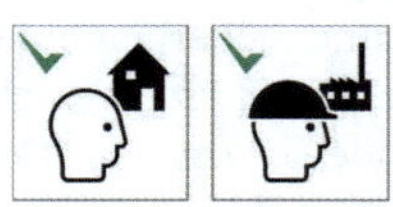

Leiter darf gewerblich genutzt werden
(Quelle: ZARGES)

Eine solche hilfreiche Kennzeichnung wäre für alle Arbeitsmittel sinnvoll! ◆

Was muss beachtet werden?

Vor der Auswahl eines Arbeitsmittels sollte man sich folgende Fragen stellen:

Welche Arbeiten sollen ausgeführt werden?

Wie oft müssen diese Arbeiten ausgeführt werden?

Wer führt dies Arbeiten aus?

Wo werden diese Arbeiten ausgeführt (Transport)?

Welchen Einwirkungen ist das Werkzeug ausgesetzt?

Weiterführende Informationen zur Beschaffung von Arbeitsmitteln finden sich im Produktsicherheitsgesetz (ProdSG) sowie in der Betriebssicherheitsverordnung (BetrSichV) unter **www.gesetze-im-internet.de**.

Raumluftreiniger – ein Leitfaden

Es gibt verschiedene Arten von Raumluftreinigern und diverse Aspekte, die beachtet werden sollten. Die richtige Auswahl zu treffen und die Geräte sachgerecht zu nutzen, ist gar nicht so einfach.

Viele Menschen halten sich die überwiegende Zeit ihres Lebens in Innenräumen auf. Eine gute Raumluftqualität ist deshalb wichtig für die Gesundheit und das Wohlbefinden. Gute Raumluft kann in erster Linie durch ausreichenden Luftaustausch mit frischer Außenluft über Fenster oder mittels einer technischen Lüftung (zentrale Lüftungsanlage oder dezentrale Lüftungsgeräte) umgesetzt werden. Sollte Lüften nur eingeschränkt möglich sein, können Raumluftreiniger (RLR) einen zusätzlichen Beitrag zu einer guten Raumluftqualität leisten.

RLR werden bereits seit Jahren eingesetzt, um z. B. eine keimfreie Umgebungsluft in Operationssälen von Krankenhäusern zu gewährleisten oder um die Staubbelastung auf Baustellen in Gebäuden zu reduzieren. Aber immer häufiger werden sie auch in Innenraumarbeitsplätzen, wie in Büros oder Schulen, verwendet. In Innenräumen

Autorin

DR. SIMONE PETERS

Bereichsleiterin „Technische Schutzmaßnahmen, Raumklima, Innenraumarbeitsplätze“, IFA werden RLR meist als mobile, dezentrale Umluftgeräte eingesetzt, die allerdings keine frische Außenluft einbringen. RLR sollen Partikel, wie Staub, Aerosole oder Pollen, gasförmige Verbindungen und Biostoffe, wie beispielsweise Bakterien, Viren oder Schimmelpilze, in der Raumluft reduzieren. Je nach Verunreinigungen kommen hierfür unterschiedliche Reinigungsverfahren (z. B. Filtration, UV-C-Strahlung, Ionisation) in Frage.

Vor der Beschaffung

Ein effektiver Einsatz von RLR ist unter anderem abhängig von der Raumgröße und -geometrie, von der Personenanzahl sowie der Nutzungsart des Raums. Es kann vorteilhaft sein, mehrere RLR im Raum aufzustellen. Vor der Beschaffung müssen also einige Aspekte berücksichtigt werden:

- Ausreichende Leistungsfähigkeit, Luftvolumenstrom (z. B. im Bereich des drei- bis fünffachen Raumvolumens pro Stunde). Oft wird von Herstellern auch die Clean Air Delivery Rate (CADR) in m^3/h angegeben.
- Bei filtrierender Technik als Hauptfilter mindestens Klasse PM1 50 % / ePM1 80 % (früher F7/F9), zum Infektionsschutz besser HEPA H13/H14 einsetzen.
- Nachweise, dass keine gesundheitsgefährdenden Stoffe (z. B. Ozon, Stickoxide) oder Strahlung in die Raumluft abgegeben werden.
- Zum Infektionsschutz müssen Nachweise über die Wirksamkeit gegenüber Viren (z. B. Influenza-Virus, SARS-CoV-2) vorliegen.

- Möglichst geringe Lärmentwicklung, Einhaltung der Technischen Regel für Arbeitsstätten (ASR) A3.7 „Lärm“ sicherstellen.
- Keine elektrischen und mechanischen Gefährdungen.
- Möglichst niedrige elektrische Leistungsaufnahme und gute Energieeffizienz (Betriebskosten, elektrische Sicherheit der Räume).

Zur Klärung dieser Punkte empfiehlt es sich, eine erste Gefährdungsbeurteilung durchzuführen, die dann für die Aufstellung und den Betrieb der RLR entsprechend erweitert werden kann.

Sachgerechte Nutzung

RLR sollten gemäß der Raumnutzung aufgestellt werden und dabei

- nicht zu Zugluftercheinungen führen,
- keine Stolpergefahren bilden,
- keine Sicherheitseinrichtungen verstellen und
- keine Kurzschlussluftströme, also die unmittelbare, erneute Ansaugung gereinigter Luft, verursachen.

Für einen sachgerechten Betrieb kann eine Betriebsanweisung erstellt werden. Außerdem ist eine Unterweisung für den richtigen Einsatz und Umgang mit den Geräten notwendig. Genau wie Lüftungsgeräte müssen RLR regelmäßig durch fachkundiges Personal kontrolliert und nach Herstellerangaben gewartet und instand gehalten werden. Die Gefährdung des Wartungspersonals muss dabei durch passende Schutzmaßnahmen minimiert werden.

Zum Schluss

Für eine gute Raumluftqualität und zum Infektionsschutz in Innenraumarbeitsplätzen ist ausreichendes Lüften entscheidend. RLR können als Umluftgeräte das Lüften nicht ersetzen, da sie keine frische Außenluft in den Raum einbringen. Daher sollte vor der Anschaffung von RLR geprüft werden, ob eine nachhaltigere Lösung wie (dezentrale) Lüftungsgeräte nicht die bessere Alternative ist. ◆

Weitere Infos

- **Empfehlungen der DGUV und des IFA:**
  - „Hinweise der DGUV zum ergänzenden Einsatz von Luftreinigern zum Infektionsschutz in der SARS-CoV-2-Epidemie"
    www.dguv.de (Webcode p021952)
  - „Luftfilteranlagen in öffentlichen Gebäuden"
    www.dguv.de (Webcode p021933)
- **Empfehlungen des BMAS und der BAuA:**
  - baua:Fokus „Erweiterter Infektionsschutz durch mobile Raumluftreiniger"
    www.baua.de/DE/Angebote/Publikationen/Fokus/Raumluftreiniger.html
  - BMAS/BauA-Broschüre: „Mobile Luftreiniger (MLR) – Hinweise zur Auswahl und zum Betrieb"
    www.bmas.de (Suche -> Mobile Luftreiniger)
- **Empfehlungen des Umweltbundesamtes:**
  „Lüftung, Lüftungsanlagen und mobile Luftreiniger an Schulen"
  www.umweltbundesamt.de/themen/lueftung-lueftungsanlagen-mobile-luftreiniger-an

Helferinnen und Helfer in Katastrophenfällen

Der Katastrophenschutz ist Aufgabe der Bundesländer und besteht zu einem überwiegenden Teil aus ehrenamtlichen Mitarbeitern. Kommt es zu schweren Katastrophenfällen, so melden sich häufig freiwillige Helferinnen und Helfer, um die Einsatzkräfte vor Ort zu unterstützen. Auch für diese Personen gelten die Grundlagen für Sicherheit und Gesundheitsschutz.

Lange Zeit hatte man in Deutschland das Thema Katastrophenschutz nur wenig beachtet, die Möglichkeit von verheerenden Katastrophen bei uns schien kaum denkbar.

Leider haben die letzten Jahre gezeigt, dass auch im Herzen Europas schlimmste Naturereignisse auftreten können, die ein funktions- und leistungsfähiges Katastrophenschutzsystem erforderlich machen. Die Flutkatastrophe in Nordrhein-Westfalen und Rheinland-Pfalz im Sommer 2021 mit über 120 Todesopfern machte dies auf sehr dramatische Weise deutlich.

Autor

DIPL. BIOL. TIM PELZL
Leiter des Fachbereichs Feuerwehren, Hilfeleistungen, Brandschutz der DGUV

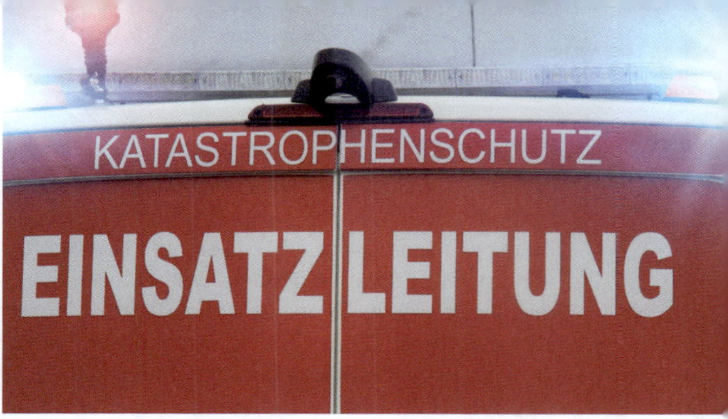

Foto: © Ronny – stock.adobe.com

Aufgabe der Bundesländer

Der Katastrophenschutz in Friedenszeiten ist Aufgabe der Bundesländer und umfasst die Gefahrenabwehr bei Katastrophen. Mögliche Katastrophen sind beispielsweise ein Unwetter, das die Stromversorgung unterbricht, Hochwasser und Starkregen, Sturm, Erdbeben oder ein großer Waldbrand. Im Katastrophenfall sind die Innenministerien der Länder als oberste Katastrophenschutzbehörde zuständig. Die Landkreise und kreisfreien Städte sind mit ihren Fachämtern die unteren Katastrophenschutzbehörden. Die operative Durchführung – Brandbekämpfung, Menschenrettung, Erste Hilfe, medizinische Versorgung, Aufräumarbeiten und vieles mehr – erfolgt somit auf kommunaler Ebene.

Das Fundament des operativen Katastrophenschutzes sind die hauptsächlich ehrenamtlichen Einsatzkräfte der freiwilligen Feuerwehren, des Technischen Hilfswerks und der Hilfeleistungsorganisationen. Sie sind neben dem täglich anfallenden Einsatzgeschehen in den Kommunen auch für den Katastrophenschutz in ihren Landkreisen zuständig. Nicht alle Krisen sind automatisch als Katastrophen zu erkennen, sondern beginnen oft als lokale Ereignisse. Das heißt konkret, die örtliche Feuerwehr und der öffentliche Rettungsdienst werden in der Regel die ersten Einsatzkräfte vor Ort sein und auch bleiben. Bei größeren Schadenslagen erfolgt dann die Unterstützung durch ehrenamtliche Einsatzkräfte aus anderen Landkreisen, Regierungsbezirken oder Bundesländern. Gesonderte Einheiten von hauptamtlichen Kräften des Katastrophenschutzes gibt es in Deutschland grundsätzlich nicht.

Helfer finden

Einerseits fehlen oft Menschen, die sich in festen Strukturen, wie z. B. Feuerwehr, Deutschem Roten Kreuz oder Technischen Hilfswerk, ehrenamtlich engagieren wollen, anderseits nimmt die Bereitschaft zur spontanen Hilfe stark zu. Auch dank der sozialen Medien können viele Menschen in kurzer Zeit motiviert werden, um bei einem Schadensereignis oder in einer Krisenregion zu unterstützen.

Während die „klassischen" Einsatzkräfte der Feuerwehren und Hilfeleistungsorganisationen für ihre Aufgaben adäquat ausgebildet, ausgestattet (z. B. mit Persönlicher Schutzausrüstung) und trainiert sind, kann man das bei Spontanhelfenden nicht voraussetzen. Trotzdem sind sie eine wertvolle Hilfe für die klassischen Einsatzkräfte und sollten daher von diesen auch eingeplant und eingesetzt werden. Spontanhelfer stehen unter dem Schutz der gesetzlichen Unfallversicherung. Auch für diese Personengruppe gelten die Grundlagen für Sicherheit und Gesundheitsschutz. Bezieht eine Einsatzleitung Spontanhelfer mit ein, so muss sie sich über diese Tatsache im Klaren sein.

Unterweisung erforderlich

Die Aufgaben müssen entsprechend der Ausstattung und den Vorkenntnissen der einzusetzenden Helfenden gewählt werden. Wichtig ist auch eine kurze Unterweisung über Gefährdungen und mögliche Schutzmaßnahmen vor Ort, idealerweise kombiniert mit einer kurzen schriftlichen Übersicht.

Bei der Planung und Einweisung darf nicht vergessen werden, dass Einsatzkräfte und Spontanhelfer eventuell Anfeindungen, Beleidigungen oder Übergriffen ausgesetzt sein können. Gerade wenn Menschen in Extremsituationen sind und sie den Eindruck haben, dass ihnen nicht schnell oder nicht umfassend genug geholfen wird, kann es zu schwierigen Situationen kommen. Daher sollte auch dieser Aspekt berücksichtigt werden. Hilfestellung dazu bietet beispielsweise die DGUV Information 205-027 „Prävention von und Umgang mit Übergriffen auf Einsatzkräfte der Rettungsdienste und der Feuerwehr". ◆

Weiterführende Infos

- Bundesamt für Bevölkerungsschutz und Katastrophenhilfe
  www.bbk.bund.de
- Projekt WuKas: Leitfaden für den sicheren Umgang mit Spontanhelfenden, 2021
  www.malteser.de/projekte/wukas.html
- Prävention von und Umgang mit Übergriffen auf Einsatzkräfte der Rettungsdienste und der Feuerwehr (DGUV Information 205-027) 2017
  www.dguv.de (Webcode: p205027)

Weniger ist mehr

Bei der Gebäudereinigung ist die richtige Anwendung von Reinigungsmitteln das A und O. Für den sicheren Umgang mit diesen Gefahrstoffen geben wir folgende Tipps.

Leider kommt es bei Reinigungsarbeiten immer wieder zu Unfällen. Reizungen oder Verätzungen der Augen, der Haut oder der Atemwege können die Folgen sein. In der Gebäudereinigung werden oft hochkonzentrierte Produkte eingesetzt, die vor ihrem Einsatz sehr stark verdünnt werden müssen.

Um Fehldosierungen zu vermeiden, sollten Dosierhilfen, wie Messbecher, Dosierflaschen, -kappen oder -anlagen, verwendet werden. Aus Bequemlichkeit oder Zeitdruck verzichten Beschäftigte oft auf diese Hilfsmittel – mit ernsten gesundheitlichen Folgen. „Eine Überdosierung ist nicht nur schlecht für den Menschen, sondern auch für die zu reinigenden Oberflächen und für die Umwelt", erklärt Dr. Thorsten Reinecke von der BG BAU.

Die Gefährdungen kennen

Auch für Tätigkeiten mit Reinigungsmitteln gilt: Eine fachkundige Gefährdungsbeurteilung ist die Voraussetzung für wirksame Schutzmaßnahmen. Im ersten Schritt muss der Arbeitgeber ermitteln, ob Beschäftigte Tätigkeiten mit Gefahrstoffen durchführen. Dem folgend, müssen neben den Gefahrstoff-

Fachliche Beratung

DR. RER. NAT. THORSTEN REINECKE

BG BAU – Berufsgenossenschaft der Bauwirtschaft

Tipps im Umgang mit Reinigungsmitteln

Kaltes Wasser verwenden.

Erst das Wasser in den Eimer füllen und dann das Reinigungsmittel dazugeben.

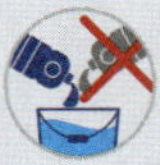

Reinigungsmittel nicht mischen.

Nicht sprühen, sondern wischen; der Sprühnebel kann die Atemwege belasten und gegebenenfalls zu Verätzungen führen.

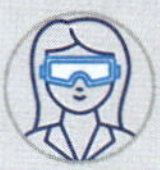

Beim Verdünnen von Konzentraten ggf. Schutzbrille tragen.

- Geeignete Schutzhandschuhe verwenden.
- Bei längerer Arbeitszeit die Handschuhe wechseln.
- Einmalhandschuhe aus Latex meiden.

Reinigungsmittel richtig dosieren, geeignete Dosierhilfen verwenden, z. B. Dosierkappen.

eigenschaften auch die tätigkeitsbezogenen Faktoren wie Arbeitsverfahren, zum Beispiel Wischen, Sprühen, Schäumen, sowie die Umgebungsbedingungen wie die Raumgröße und Lüftungsverhältnisse ermittelt und berücksichtigt werden.

Viele Reinigungsmittel sind als reizend oder ätzend gekennzeichnet, manche auch als gesundheitsschädlich, allergieauslösend oder entzündbar.

Über diese Gefährdungen und die Schutzmaßnahmen müssen die Beschäftigten anhand einer Betriebsanweisung in verständlicher Form und Sprache mündlich unterwiesen werden. „Denn nur wer die Gefährdungen und die erforderlichen Schutzmaßnahmen und Verhaltensregeln kennt, kann Reinigungsmittel richtig anwenden und sich schützen", bekräftigt der Präventionsexperte.

Die Haut schützen

In der Reinigungsbranche machen mit 96 Prozent die Hauterkrankungen den größten Anteil der bestätigten Berufskrankheiten aus. Deshalb ist bei Reinigungsarbeiten der Einsatz von Handschuhen ein Muss. „Allerdings sprechen wir uns ganz klar gegen Einmalhandschuhe aus Latex aus", betont Dr. Reinecke. „Zum einen können diese Allergien auslösen, und zum anderen ist das Material so dünn, dass viele Gefahrstoffe das Material schnell durchdringen können", erklärt er weiter.

Schutzhandschuhe, die vor Reinigungsmitteln schützen, müssen flüssigkeitsdicht sein. Der Nachteil: Die Hände fangen schnell an zu schwitzen, dadurch wird die Haut bei längerem Tragen stark belastet. Dr. Reinecke gibt folgenden Tipp: „Es sollten bei längerer Arbeitszeit zwei Paar Handschuhe benutzt werden. Die Handschuhe wechseln, wenn sie nass geschwitzt sind, und das nasse Paar zum Trocknen auf links drehen."

Arbeitsmedizinische Vorsorge

Bei Feuchtarbeit von weniger als vier Stunden am Tag muss den Beschäftigten eine arbeitsmedizinische Vorsorge angeboten werden. Bei Feuchtarbeit von vier Stunden oder mehr am Tag ist eine Pflichtvorsorge notwendig. Der Betriebsarzt oder die Betriebsärztin untersucht die Haut und kann frühzeitig erkennen, ob Erkrankungen vorliegen.

Gebäudereinigung und Corona

Die Beschäftigten in der Gebäudereinigung sind während der Coronapandemie besonders gefordert. Ihre Arbeit trägt dazu bei, Ansteckungen zu verhindern. Dadurch sind sie jedoch selbst einem erhöhten Infektionsrisiko ausgesetzt.

Deshalb müssen Arbeitgeberinnen und Arbeitgeber geeignete Maßnahmen treffen, um die Gesundheit ihrer Beschäftigten zu schützen. Dazu ist eine Ergänzung der Gefährdungsbeurteilung nötig. Die BG BAU hat zur Unterstützung bei der coronabedingten Ergänzung der Gefährdungsbeurteilung Handlungshilfen erarbeitet, die unter www.bgbau.de zur Verfügung stehen. Als Einstieg kann hier die Broschüre „SARS-CoV-2-Arbeitsschutzstandard für die Gebäudereinigung“ dienen. ◆

Weiterführende Infos

- Videoclip „Reinigungsmittel richtig dosieren“: **youtu.be/IG8gerpcyq4**
- Gefahrstoff-Informationssystem WINGIS: **www.wingisonline.de**
- **www.bgbau.de** Suchbegriff: Gefahrstoffe in der Gebäudereinigung

Autorin
DIANE GERLACH
Universum Verlag

Mobbing im Betrieb – Prävention und Bewältigung

Sticheleien, Schikanen, Diskriminierung, sexuelle Belästigung, Ausgrenzung oder Mobbing – soziale Konflikte im Betrieb haben viele Gesichter. Sie kommen in jeder Branche vor, Alter, Geschlecht und Position spielen keine Rolle. 29% der Deutschen wurden einer Umfrage zufolge schon einmal Opfer von Mobbing am Arbeitsplatz, 17% haben Mobbingvorfälle mitbekommen.

Was genau ist eigentlich Mobbing? Entscheidend ist die zeitliche Komponente: Von Mobbing wird bei verletzenden Handlungen gegen eine Person gesprochen, die sich über einen Zeitraum von mindestens drei Monaten mindestens einmal pro Woche ereignen. Das kann sich in ständigem Kritisieren, verbalen Anfeindungen, systematischer Über- oder Unterforderung oder Isolation äußern.

Autorin

EILEEN BRÖRING
Leiterin der Geschäftsstelle des Fachbereichs „Organisation von Sicherheit und Gesundheit"

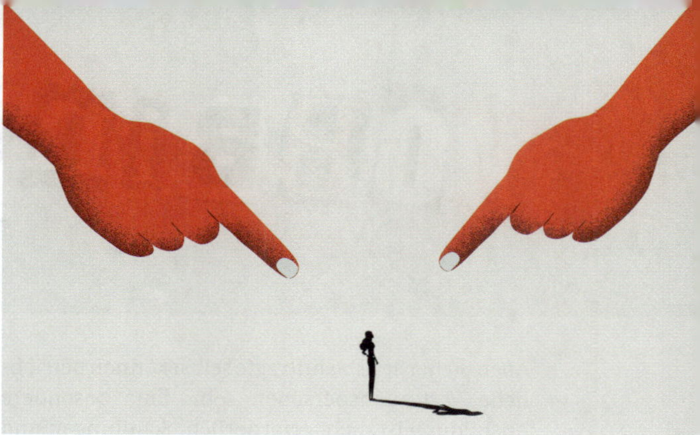

Foto: ©jozefmicic – stock.adobe.com

Nicht nur Mobbing, auch gelegentliche Sticheleien und Demütigungen sowie weitere Formen sozialer Konflikte haben negative Auswirkungen auf die Gesundheit der Betroffenen. Sie bedeuten negative Belastungen für Körper und Psyche des Mitarbeiters oder der Mitarbeiterin, führen vermehrt zu Krankmeldungen oder sogar zur Arbeitsunfähigkeit. Ein sozialer Konflikt kann zudem die gesamte Belegschaft beschäftigen, von der Arbeit ablenken und nicht nur das Betriebsklima schädigen, sondern auch die Produktivität des Betriebs mindern.

Beitrag zur Bewältigung

Sicherheitsbeauftragte können einen wertvollen Beitrag zur konstruktiven Bewältigung von Mobbing leisten. Wenn Sicherheitsbeauftragte Mobbing oder soziale Konflikte im Betrieb bemerken, können sie Betroffenen ihre Unterstützung anbieten. Diese kann sich auf vielfältige Weise äußern: etwa durch Zuhören, durch Ermutigung, eine betriebliche Vertrauensperson, Interessenvertretung oder Führungskraft einzuschalten, oder durch das Angebot einer Begleitung beim Klärungsprozess.

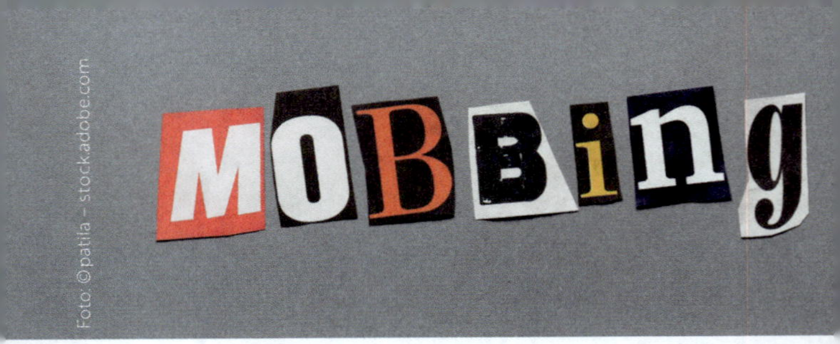

Foto: ©patila – stock.adobe.com

Auch Sicherheitsbeauftragte selbst können betriebliche Vertrauenspersonen sein. Eine besondere Ausbildung ist nicht erforderlich. Schulungen und Fortbildungen zu wertschätzender und konstruktiver Kommunikation können jedoch hilfreich sein.

Die Benennung einer Vertrauensperson oder Einrichtung einer Anlaufstelle, die im Falle von Mobbing und sozialen Konflikten von Betroffenen oder Zeugen aufgesucht werden können, ist eine der Empfehlungen einer Handlungshilfe des Fachbereichs „Organisation von Sicherheit und Gesundheit" der DGUV (FB ORG). In der DGUV-Broschüre „Mobbing – Organisationshilfe zum konstruktiven Umgang mit Konflikten am Arbeitsplatz" wird aufgezeigt, was Mobbing ist und was ein Mobbingfall für den Betrieb bedeuten kann. Zur Prävention sozialer Konflikte werden neben der genannten Anlaufstelle weitere organisatorische Maßnahmen vorgeschlagen.

Respektvolle Kommunikation

Eine davon ist die der Publikation beigefügte Muster-Betriebsvereinbarung, die einen Rahmen für ein respektvolles Miteinander im Betrieb bietet. Durch sie kann der Betrieb eine „Null-Toleranz-Haltung" gegenüber jeder Form von Diskriminierung, Demütigung, sexueller Belästigung und Mobbing offen und deutlich kommunizieren.

Führungskräfte sind in der Pflicht, Mobbing zu unterbinden und entsprechende Fälle zu klären. Zur konstruktiven Bewältigung solcher Konflikte beschreibt der FB ORG in seiner Organisationshilfe einen schrittweisen Klärungsprozess. Im Grundsatz soll dabei einerseits deutlich gemacht werden, dass Mobbing im Betrieb nicht geduldet wird. Andererseits soll eine respektvolle Kommunikation zwischen den Beteiligten gewährleistet werden, sodass sie ihr Gesicht wahrend den Konflikt lösen und hinter sich lassen können. Ziele sind der Gesundheitsschutz der Beteiligten, aber auch die Wiederherstellung des Betriebsfriedens.

Im Interesse der Gesunderhaltung der Mitarbeiter sowie ihrer Produktivität im Betrieb sollten Arbeitgeber organisatorische Maßnahmen zur Prävention von und zum konstruktiven Umgang mit sozialen Konflikten und Mobbing ergreifen. Idealerweise binden sie dabei die betrieblichen Akteurinnen und Akteure für Sicherheit und Gesundheit bei der Arbeit ein. Gemeinsam und mit transparenter Kommunikation kann erreicht werden, dass Mobbing im Betrieb keinen Platz hat. ◆

Literatur

- Suhr, Frauke (2021): Mobbing am Arbeitsplatz ist kein Einzelphänomen. **www.statista.de** (Titel in der Suche eingeben)
- Deutsche Gesetzliche Unfallversicherung (DGUV) (2019): FBORG-003 „Mobbing – Organisationshilfe zum konstruktiven Umgang mit Konflikten am Arbeitsplatz“ **www.dguv.de** (Webcode: p021374)

GDA kurz erklärt

Präventionsarbeit in Deutschland wirkungsvoller und effizienter gestalten, das sind die allgemeinen Ziele der Gemeinsamen Deutschen Arbeitsschutzstrategie (GDA).

Die Gemeinsame Deutsche Arbeitsschutzstrategie (GDA) ist ein auf Dauer angelegtes, in den § 20a Arbeitsschutzgesetz und § 20 Sozialgesetzbuch VII verfasstes Abkommen zwischen den drei Trägern der GDA: Bund, Ländern und Unfallversicherungsträgern. Die GDA-Bündnispartner vereinbaren für definierte Zeiträume (Perioden) befristete gemeinsame Arbeitsschutzziele, die in bundesweiten Arbeitsprogrammen münden. Ursprünglich durch einen europäischen Kommissionsbericht im Jahr 2006 angestoßen, ist die GDA inzwischen in ihre dritte, jeweils fünfjährige Periode gegangen. Die aktuelle Periode hat eine Laufzeit von 2021 bis 2025.

Aufgaben der GDA

Die Arbeitsschutzbehörden in Deutschland sollen einer gemeinsamen Beratungs- und Überwachungsstrategie folgen. Sie umfasst die Abstimmung allgemeiner Grundsätze zur methodischen Vorgehensweise bei:

- der Beratung und Überwachung der Betriebe,
- der Festlegung inhaltlicher Beratungs- und Überwachungsschwerpunkte,
- der Festlegung aufeinander abgestimmter bzw. gemeinsamer Schwerpunktaktionen und Arbeitsprogramme,

Autor

DR. CHRISTOPH HEIDRICH
Leiter Prävention UK Rheinland-Pfalz

- der Förderung eines Daten- und sonstigen Informationsaustauschs, insbesondere über Betriebsbesichtigungen und deren wesentliche Ergebnisse.

Die Strategieentwicklung und Steuerung der GDA erfolgt durch die Nationale Arbeitsschutzkonferenz (NAK). Hier wird in enger Abstimmung mit den Sozialpartnern über die Ausrichtung der GDA entschieden. Das jährlich stattfindende Arbeitsschutzforum mit Verbänden, Wissenschaft und Fachöffentlichkeit dient der Beratung der NAK.

Einheitliche Grundsätze

Die GDA sorgt für ein abgestimmtes Vorgehen der Aufsichtsdienste, basierend auf gemeinsam erstellten GDA-Leitlinien. Leitlinien wurden bisher zu folgenden Themen entwickelt:
- Gefährdungsbeurteilung und Dokumentation,
- Organisation des betrieblichen Arbeitsschutzes,
- Beratung und Überwachung bei psychischer Belastung am Arbeitsplatz,
- Planung und Ausführung von Bauvorhaben,
- Staubminimierung beim Bauen,
- Arbeitsschutz bei der Kooperation mehrerer Arbeitgeber im Rahmen von Werkverträgen.

Alle GDA-Träger führen in diesem Rahmen abgestimmte Aktionen und Maßnahmen zur Zielerreichung durch. Sie konzentrieren sich dabei auf Schwerpunktthemen und führen in festgelegten Handlungsfeldern Arbeitsprogramme durch. Damit sollen Unternehmer, Führungskräfte, Beschäftigte und betriebliche Arbeitsschutzexperten bei der Umsetzung des betrieblichen Arbeitsschutzes Unterstützung erhalten.

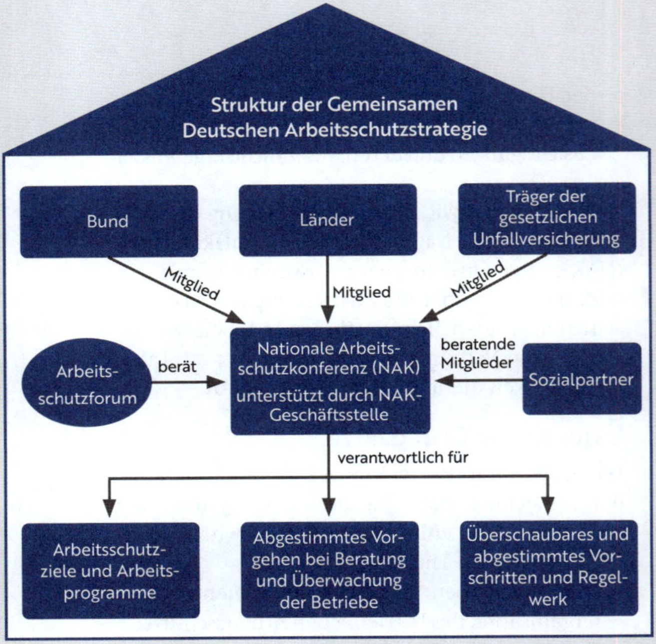

Inhalte und Schwerpunkte

Das strategische Ziel der dritten GDA-Periode lautet: „Arbeit sicher und gesund gestalten: Prävention mit Hilfe der Gefährdungsbeurteilung“. Die festgelegten Schwerpunktthemen lauten:

- gute Arbeitsgestaltung bei Muskel-Skelett-Belastungen,
- gute Arbeitsgestaltung bei psychischen Belastungen,
- sicherer Umgang mit krebserzeugenden Gefahrstoffen.

Diese Schwerpunkte werden in drei gleichnamigen Arbeitsprogrammen vertiefend betrachtet.

Dem vorangestellt, erfolgen abgestimmte Betriebsbesichtigungen, in denen sowohl die geeignete Arbeitsschutzorganisation als auch eine ganzheitliche Gefährdungsbeurteilung überprüft werden.

Geplante Betriebsbesichtigungen

Die vorangegangenen GDA-Perioden haben gezeigt, dass insbesondere Klein- und Mittelbetriebe Schwierigkeiten haben, angemessene Gefährdungsbeurteilungen für die Tätigkeiten im Betrieb zu erstellen und eine funktionierende Arbeitsschutzorganisation zu etablieren. Um hier eine Entwicklung anzustoßen, ist vorgesehen, dass das Aufsichtspersonal von Ländern und Unfallversicherungsträgern jährlich jeweils rund 25.000 Besichtigungen in Betriebsstätten von Klein- und Mittelbetrieben (kleiner als 250 Beschäftigte) durchführt. Von diesen insgesamt 200.000 Besichtigungen werden 150.000 in Betrieben mit bis zu 249 Beschäftigten durchgeführt, die nach gefährdungsorientierten Kriterien ausgewählt werden. Damit sollen bevorzugt die Betriebe erreicht werden, die großen Unterstützungsbedarf aufweisen. 50.000 Besichtigungen werden in Betrieben mit 20 bis 99 Beschäftigten durchgeführt, die zufällig ausgewählt werden. Dadurch kann eine allgemeine Aussage zum Stand von Sicherheit und Gesundheit in den kleineren Betrieben getroffen werden.

Weitere Infos

- Portal der Gemeinsamen Deutschen Arbeitsschutzstrategie **www.gda-portal.de**

Bundesland	Winter	Frühjahr/ Ostern	Himmelfahrt/ Pfingsten
Baden-Württemberg	–	06.04. 11.04.–15.04.	30.05.–09.06.
Bayern	–	20.02.–24.02. 03.04.–15.04.	30.05.–09.06.
Berlin	30.01.–04.02.	03.04.–14.04.	19.05./30.05.
Brandenburg	30.01.–03.02.	03.04.–14.04.	–
Bremen	30.01.–31.01.	27.03.–11.04.	19.05./30.05.
Hamburg	27.01.	06.03.–17.03.	15.05.–19.05.
Hessen	–	03.04.–22.04.	–
Mecklenburg-Vorpommern	06.02.–18.02.	03.04.–12.04.	19.05. 26.05.–30.05.
Niedersachsen	30.01.–31.01.	27.03.–11.04.	19.05./30.05.
Nordrhein-Westfalen	–	03.04.–15.04.	30.05.
Rheinland-Pfalz	–	03.04.–06.04.	30.05.–07.06.
Saarland	20.02.–24.02.	03.04.–12.04.	30.05.–02.06.
Sachsen	13.02.–24.02.	07.04.–15.04.	19.05.
Sachsen-Anhalt	06.02.–11.02.	03.04.–08.04.	15.05.–19.05.
Schleswig-Holstein	–	06.04.–22.04.	19.05.–20.05.
Thüringen	13.02.–17.02.	03.04.–15.04.	19.05.

Quelle: Sekretariat der Kultusministerkonferenz. Alle Angaben ohne Gewähr.

Feiertage 2023

Neujahr	1. Januar
Hl. Drei Könige[1]	6. Januar
Internationaler Frauentag[2]	8. März
Karfreitag	7. April
Ostern	9./10. April
Maifeiertag	1. Mai
Christi Himmelfahrt	18. Mai
Pfingsten	28./29. Mai
Fronleichnam[3]	8. Juni
Mariä Himmelfahrt[4]	15. August
Weltkindertag[5]	20. September
Tag d. Dt. Einheit	3. Oktober
Reformationstag[6]	31. Oktober
Allerheiligen[7]	1. November
Buß- und Bettag[8]	22. November
Weihnachten	25./26. Dezember

Sommer	Herbst	Weihnachten
27.07.–09.09.	30.10.–03.11.	23.12.2023–05.01.2024
31.07.–11.09.	30.10.–03.11.	23.12.2023–05.01.2024
13.07.–25.08.	02.10. 23.10.–04.11.	23.12.2023–05.01.2024
13.07.–26.08.	23.10.–04.11.	23.12.2023–05.01.2024
06.07.–16.08.	02.10. 16.10.–30.10.	23.12.2023–05.01.2024
13.07.–23.08.	02.10. 16.10.–27.10.	22.12.2023–05.01.2024
24.07.–01.09.	23.10.–28.10.	27.12.2023–13.01.2024
17.07.–26.08.	09.10.–14.10. 30.10.–01.11.	21.12.2023–03.01.2024
06.07.–16.08.	02.10. 16.10.–30.10.	27.12.2023–05.01.2024
22.06.–04.08.	02.10.–14.10.	21.12.2023–05.01.2024
24.07.–01.09.	16.10.–27.10.	27.12.2023–05.01.2024
24.07.–01.09.	23.10.–03.11.	21.12.2023–02.01.2024
10.07.–18.08.	02.10.–14.10. 30.10.	23.12.2023–02.01.2024
06.07.–16.08.	02.10. 16.10.–30.10.	21.12.2023–03.01.2024
17.07.–26.08.	16.10.–27.10.	27.12.2023–06.01.2024
10.07.–19.08.	02.10.–14.10.	22.12.2023–05.01.2024

1 **Hl. Drei Könige:** gesetzl. Feiertag in Baden-Württemberg, Bayern, Sachsen-Anhalt
2 **Internationaler Frauentag:** gesetzl. Feiertag in Berlin und Mecklenburg-Vorpommern
3 **Fronleichnam:** gesetzl. Feiertag in Baden-Württemberg, Bayern, Hessen, Nordrhein-Westfalen, Rheinland-Pfalz, im Saarland sowie teilweise in Sachsen und in Thüringen
4 **Mariä Himmelfahrt:** gesetzl. Feiertag im Saarland, in Bayern in Gemeinden mit überwiegend katholischer Bevölkerung
5 **Weltkindertag:** gesetzl. Feiertag in Thüringen
6 **Reformationstag:** gesetzl. Feiertag in Brandenburg, Bremen, Hamburg, Mecklenburg-Vorpommern, Niedersachsen, Sachsen, Sachsen-Anhalt, Schleswig-Holstein, Thüringen
7 **Allerheiligen:** gesetzl. Feiertag in Baden-Württemberg, Bayern, Nordrhein-Westfalen, Rheinland-Pfalz und im Saarland
8 **Buß- und Bettag:** gesetzl. Feiertag in Sachsen

Bundesland	Winter	Frühjahr/ Ostern	Himmelfahrt/ Pfingsten
Baden-Württemberg	–	23.03.–05.04.	21.05.–31.05.
Bayern	–	12.02.–16.02. 25.03.–06.04.	21.05.–01.06.
Berlin	05.02.–10.02.	25.03.–05.04.	10.05.
Brandenburg	05.02.–09.02.	25.03.–05.04.	–
Bremen	01.02.–02.02.	18.03.–28.03.	10.05./21.05.
Hamburg	02.02.	18.03.–28.03.	10.05. 21.05.–24.05.
Hessen	–	25.03.–13.04.	–
Mecklenburg-Vorpommern	05.02.–16.02.	25.03.–03.04.	10.05. 17.05.–21.05.
Niedersachsen	01.02.–02.02.	18.03.–28.03.	10.05./21.05.
Nordrhein-Westfalen	–	25.03.–06.04.	21.05.
Rheinland-Pfalz	–	25.03.–02.04.	21.05.–29.05.
Saarland	12.02.–16.02.	25.03.–05.04.	21.05.–24.05.
Sachsen	12.02.–23.02.	28.03.–05.04.	10.05. 18.05.–21.05.
Sachsen-Anhalt	05.02.–10.02.	25.03.–30.03.	21.05.–24.05.
Schleswig-Holstein	–	02.04.–19.04.	10.05.–11.05.
Thüringen	12.02.–16.02.	25.03.–06.04.	10.05.

Quelle: Sekretariat der Kultusministerkonferenz. Alle Angaben ohne Gewähr.

Feiertage 2024

Neujahr	1. Januar
Hl. Drei Könige[1]	6. Januar
Internationaler Frauentag[2]	8. März
Karfreitag	29. März
Ostern	31. März/1. April
Maifeiertag	1. Mai
Christi Himmelfahrt	9. Mai
Pfingsten	19./20. Mai
Fronleichnam[3]	30. Mai
Mariä Himmelfahrt[4]	15. August
Weltkindertag[5]	20. September
Tag d. Dt. Einheit	3. Oktober
Reformationstag[6]	31. Oktober
Allerheiligen[7]	1. November
Buß- und Bettag[8]	20. November
Weihnachten	25./26. Dezember

Sommer	Herbst	Weihnachten
25.07.–07.09.		
29.07.–09.09.		
18.07.–30.08.		
18.07.–31.08.		
24.06.–02.08.		
18.07.–28.08.		
15.07.–23.08.		
22.07.–31.08.		
24.06.–02.08.		
08.07.–20.08.		
15.07.–23.08.		
15.07.–23.08.		
20.06.–02.08.		
24.06.–03.08.		
22.07.–31.08.		
20.06.–31.07.		

= Termine lagen bei Redaktionsschluss noch nicht vor.

[1] **Hl. Drei Könige:** gesetzl. Feiertag in Baden-Württemberg, Bayern, Sachsen-Anhalt
[2] **Internationaler Frauentag:** gesetzl. Feiertag in Berlin und Mecklenburg-Vorpommern
[3] **Fronleichnam:** gesetzl. Feiertag in Baden-Württemberg, Bayern, Hessen, Nordrhein-Westfalen, Rheinland-Pfalz, im Saarland sowie teilweise in Sachsen und in Thüringen
[4] **Mariä Himmelfahrt:** gesetzl. Feiertag im Saarland, in Bayern in Gemeinden mit überwiegend katholischer Bevölkerung
[5] **Weltkindertag:** gesetzl. Feiertag in Thüringen
[6] **Reformationstag:** gesetzl. Feiertag in Brandenburg, Bremen, Hamburg, Mecklenburg-Vorpommern, Niedersachsen, Sachsen, Sachsen-Anhalt, Schleswig-Holstein, Thüringen
[7] **Allerheiligen:** gesetzl. Feiertag in Baden-Württemberg, Bayern, Nordrhein-Westfalen, Rheinland-Pfalz und im Saarland
[8] **Buß- und Bettag:** gesetzl. Feiertag in Sachsen

Januar

Mo		2	9	16	23	30
Di		3	10	17	24	31
Mi		4	11	18	25	
Do		5	12	19	26	
Fr		6	13	20	27	
Sa		7	14	21	28	
So	1	8	15	22	29	

Februar

Mo		6	13	20	27
Di		7	14	21	28
Mi	1	8	15	22	
Do	2	9	16	23	
Fr	3	10	17	24	
Sa	4	11	18	25	
So	5	12	19	26	

März

Mo		6	13	20	27
Di		7	14	21	28
Mi	1	8	15	22	29
Do	2	9	16	23	30
Fr	3	10	17	24	31
Sa	4	11	18	25	
So	5	12	19	26	

April

Mo		3	10	17	24
Di		4	11	18	25
Mi		5	12	19	26
Do		6	13	20	27
Fr		7	14	21	28
Sa	1	8	15	22	29
So	2	9	16	23	30

Mai

Mo	1	8	15	22	29
Di	2	9	16	23	30
Mi	3	10	17	24	31
Do	4	11	18	25	
Fr	5	12	19	26	
Sa	6	13	20	27	
So	7	14	21	28	

Juni

Mo		5	12	19	26
Di		6	13	20	27
Mi		7	14	21	28
Do	1	8	15	22	29
Fr	2	9	16	23	30
Sa	3	10	17	24	
So	4	11	18	25	

Juli

Mo		3	10	17	24	31
Di		4	11	18	25	
Mi		5	12	19	26	
Do		6	13	20	27	
Fr		7	14	21	28	
Sa	1	8	15	22	29	
So	2	9	16	23	30	

August

Mo		7	14	21	28
Di	1	8	15	22	29
Mi	2	9	16	23	30
Do	3	10	17	24	31
Fr	4	11	18	25	
Sa	5	12	19	26	
So	6	13	20	27	

September

Mo		4	11	18	25
Di		5	12	19	26
Mi		6	13	20	27
Do		7	14	21	28
Fr	1	8	15	22	29
Sa	2	9	16	23	30
So	3	10	17	24	

Oktober

Mo		2	9	16	23	30
Di		3	10	17	24	31
Mi		4	11	18	25	
Do		5	12	19	26	
Fr		6	13	20	27	
Sa		7	14	21	28	
So	1	8	15	22	29	

November

Mo		6	13	20	27
Di		7	14	21	28
Mi	1	8	15	22	29
Do	2	9	16	23	30
Fr	3	10	17	24	
Sa	4	11	18	25	
So	5	12	19	26	

Dezember

Mo		4	11	18	25
Di		5	12	19	26
Mi		6	13	20	27
Do		7	14	21	28
Fr	1	8	15	22	29
Sa	2	9	16	23	30
So	3	10	17	24	31

Januar

Mo	1	8	15	22	29
Di	2	9	16	23	30
Mi	3	10	17	24	31
Do	4	11	18	25	
Fr	5	12	19	26	
Sa	6	13	20	27	
So	7	14	21	28	

Februar

Mo		5	12	19	26
Di		6	13	20	27
Mi		7	14	21	28
Do	1	8	15	22	29
Fr	2	9	16	23	
Sa	3	10	17	24	
So	4	11	18	25	

März

Mo		4	11	18	25
Di		5	12	19	26
Mi		6	13	20	27
Do		7	14	21	28
Fr	1	8	15	22	29
Sa	2	9	16	23	30
So	3	10	17	24	31

April

Mo	1	8	15	22	29
Di	2	9	16	23	30
Mi	3	10	17	24	
Do	4	11	18	25	
Fr	5	12	19	26	
Sa	6	13	20	27	
So	7	14	21	28	

Mai

Mo		6	13	20	27
Di		7	14	21	28
Mi	1	8	15	22	29
Do	2	9	16	23	30
Fr	3	10	17	24	31
Sa	4	11	18	25	
So	5	12	19	26	

Juni

Mo		3	10	17	24
Di		4	11	18	25
Mi		5	12	19	26
Do		6	13	20	27
Fr		7	14	21	28
Sa	1	8	15	22	29
So	2	9	16	23	30

Juli

Mo	1	8	15	22	29
Di	2	9	16	23	30
Mi	3	10	17	24	31
Do	4	11	18	25	
Fr	5	12	19	26	
Sa	6	13	20	27	
So	7	14	21	28	

August

Mo		5	12	19	26
Di		6	13	20	27
Mi		7	14	21	28
Do	1	8	15	22	29
Fr	2	9	16	23	30
Sa	3	10	17	24	31
So	4	11	18	25	

September

Mo		2	9	16	23	30
Di		3	10	17	24	
Mi		4	11	18	25	
Do		5	12	19	26	
Fr		6	13	20	27	
Sa		7	14	21	28	
So	1	8	15	22	29	

Oktober

Mo		7	14	21	28
Di	1	8	15	22	29
Mi	2	9	16	23	30
Do	3	10	17	24	31
Fr	4	11	18	25	
Sa	5	12	19	26	
So	6	13	20	27	

November

Mo		4	11	18	25
Di		5	12	19	26
Mi		6	13	20	27
Do		7	14	21	28
Fr	1	8	15	22	29
Sa	2	9	16	23	30
So	3	10	17	24	

Dezember

Mo		2	9	16	23	30
Di		3	10	17	24	31
Mi		4	11	18	25	
Do		5	12	19	26	
Fr		6	13	20	27	
Sa		7	14	21	28	
So	1	8	15	22	29	

MO
26 2. WEIHNACHTSTAG

DI
27

MI
28

DO
29

FR
30

SA
31 SILVESTER

SO
1 NEUJAHR

MO
2

DI
3

MI
4

DO
5

HL. DREI KÖNIGE

FR
6

SO
8

SA
7

KW 2 JANUAR 22 (21) ARBEITSTAGE

MO
9

DI
10

MI
11

DO
12

FR
13

SA
14

SO
15

MO
16

DI
17

MI
18

DO
19

FR
20

SA
21

SO
22

MO
23

DI
24

MI
25

DO
26

FR
27

SA
28

SO
29

MO
30

DI
31

MI
1

DO
2

FR
3

SO
5

SA
4

MO
6

DI
7

MI
8

DO
9

FR
10

SA
11

SO
12

MO
13

DI
14

MI
15

DO
16

FR
17

SO
19

SA
18

MO 20 ROSENMONTAG

DI 21

MI 22 ASCHERMITTWOCH

DO 23

FR 24

SA 25

SO 26

MO
27

DI
28

MI
1

DO
2

FR
3

SO
5

SA
4

KW 10 MÄRZ 23 (22) ARBEITSTAGE

MO
6

DI
7

MI
8
INTERNATIONALER FRAUENTAG

DO
9

FR
10

SA
11

SO
12

MO
13

DI
14

MI
15

DO
16

FR
17

SO
19

SA
18

FRÜHLINGSANFANG

MO
20

DI
21

MI
22

DO
23

FR
24

SA
25

SO
26

BEGINN DER
SOMMERZEIT

MO
27

DI
28

MI
29

DO
30

FR
31

SO
2

SA
1

KW 14 APRIL 18 ARBEITSTAGE

MO
3

DI
4

MI
5

DO
6

FR
7
KARFREITAG

SA
8

SO
9
OSTERSONNTAG

OSTERMONTAG

MO
10

DI
11

MI
12

DO
13

FR
14

SO
16

SA
15

KW 16 APRIL 18 ARBEITSTAGE

MO
17

DI
18

MI
19

DO
20

FR
21

SA
22

SO
23

MO
24

DI
25

MI
26

DO
27

FR
28

SA
29

SO
30

MO
1
MAIFEIERTAG

DI
2

MI
3

DO
4

FR
5

SA
6

SO
7

MO
8

DI
9

MI
10

DO
11

FR
12

SA
13

SO
14

KW 20 MAI 20 ARBEITSTAGE

MO
15

DI
16

MI
17

DO
18

CHRISTI HIMMELFAHRT

FR
19

SA
20

SO
21

MO
22

DI
23

MI
24

DO
25

FR
26

SA
27

PFINGSTSONNTAG

SO
28

MO
29
PFINGSTMONTAG

DI
30

MI
31

DO
1

FR
2

SA
3

SO
4

MO
5

DI
6

MI
7

FRONLEICHNAM

DO
8

FR
9

SO
11

SA
10

KW 24 JUNI 22 (21) ARBEITSTAGE

MO
12

DI
13

MI
14

DO
15

FR
16

SA
17

SO
18

MO
19

DI
20

SOMMERANFANG

MI
21

DO
22

FR
23

SO
25

SA
24

KW 26 JUNI/JULI 22 (21)/21 ARBEITSTAGE

MO
26

DI
27

MI
28

DO
29

FR
30

SA
1

SO
2

MO
3

DI
4

MI
5

DO
6

FR
7

SO
9

SA
8

MO
10

DI
11

MI
12

DO
13

FR
14

SA
15

SO
16

MO
17

DI
18

MI
19

DO
20

FR
21

SO
23

SA
22

MO
24

DI
25

MI
26

DO
27

FR
28

SA
29

SO
30

MO
31

DI
1

MI
2

DO
3

FR
4

SO
6

SA
5

MO
7

DI
8

MI
9

DO
10

FR
11

SA
12

SO
13

MO **14**

MARIÄ HIMMELFAHRT

DI **15**

MI **16**

DO **17**

FR **18**

SO **20**

SA **19**

KW 34 AUGUST 23 (22) ARBEITSTAGE

MO
21

DI
22

MI
23

DO
24

FR
25

SA
26

SO
27

MO
28

DI
29

MI
30

DO
31

FR
1

SO
3

SA
2

MO
4

DI
5

MI
6

DO
7

FR
8

SA
9

SO
10

MO **11**

DI **12**

MI **13**

DO **14**

FR **15**

SO **17**

SA **16**

MO
18

DI
19

MI
20
WELTKINDERTAG

DO
21

FR
22

SA
23
HERBSTANFANG

SO
24

MO
25

DI
26

MI
27

DO
28

FR
29

SO
1

SA
30

MO
2

DI
3
TAG DER DEUTSCHEN EINHEIT

MI
4

DO
5

FR
6

SA
7

SO
8

MO
9

DI
10

MI
11

DO
12

FR
13

SO
15

SA
14

MO
16

DI
17

MI
18

DO
19

FR
20

SA
21

SO
22

MO
23

A+A 2023
Persönlicher Schutz, betriebliche Sicherheit und Gesundheit bei der Arbeit
Internationale Fachmesse mit Kongress
24.–27.10.2023 in Düsseldorf

DI
24

MI
25

DO
26

FR
27

SA
28

ENDE DER
SOMMERZEIT

SO
29

MO
30

DI
31
REFORMATIONSTAG

MI
1
ALLERHEILIGEN

DO
2

FR
3

SA
4

SO
5

MO
6

DI
7

MI
8

DO
9

FR
10

SO
12

SA
11

KW 46 NOVEMBER 22 (21) ARBEITSTAGE

MO
13

DI
14

MI
15

DO
16

FR
17

SA
18

SO
19
VOLKSTRAUERTAG

MO **20**

DI **21**

BUß- UND BETTAG

MI **22**

DO **23**

FR **24**

TOTENSONNTAG

SO **26**

SA **25**

KW 48 NOVEMBER/DEZEMBER 22 (21)/19 ARBEITSTAGE

MO
27

DI
28

MI
29

DO
30

FR
1

SA
2

SO
3

1. ADVENT

MO
4

DI
5

NIKOLAUSTAG

MI
6

DO
7

FR
8

2. ADVENT

SO
10

SA
9

KW 50 DEZEMBER 19 ARBEITSTAGE

MO
11

DI
12

MI
13

DO
14

FR
15

SA
16

SO
17

3. ADVENT

MO
18

DI
19

MI
20

DO
21

WINTERANFANG

FR
22

SA
23

4. ADVENT/
HEILIGABEND

SO
24

MO 25 1. WEIHNACHTSTAG

DI 26 2. WEIHNACHTSTAG

MI 27

DO 28

FR 29

SA 30

SO 31 SILVESTER

NEUJAHR

MO
1

DI
2

MI
3

DO
4

FR
5

SO
7

HL. DREI KÖNIGE

SA
6

Neue oder aktualisierte Bestimmungen
– Auswahl für den öffentlichen Dienst –

Die hier aufgeführten Regeln und Informationen sind eine Auswahl für typische Betriebsarten und Einrichtungen im öffentlichen Dienst. Wenn Sie sich für weitere Informationen und andere Branchen interessieren, möchten wir auf das umfassende Regelwerk der DGUV hinweisen, dass die DGUV online zur Verfügung stellt unter: https://publikationen.dguv.de

Regeln für Sicherheit und Gesundheitsschutz

- **Benutzung von Atemschutzgeräten (DGUV Regel 112-190)**
  November 2021

Informationen

- **Emissionsarme Verfahren nach TRGS 519 für Tätigkeiten an asbesthaltigen Materialien (DGUV Information 201-012)**
  Juli 2021

- **Rohrleitungsbauarbeiten (DGUV Information 201-052)**
  Juli 2021

- **Kindertagespflege – damit es allen gut geht (DGUV Information 202-005)**
  Juli 2021

- **Kunststoff – Ein Handbuch für Lehrkräfte (DGUV Information 202-038)**
  Dezember 2021

- **Trampoline in Kindertageseinrichtungen und Schulen (DGUV Information 202-081)**
  August 2021
- **Erste Hilfe in Kindertageseinrichtungen (DGUV Information 202-089)**
  Juli 2021
- **Mit Schulleitung gesunde, inklusive Schule gestalten (DGUV Information 202-111)**
  Juni 2021
- **Inklusion im Schulsport (DGUV Information 202-113)**
  November 2021
- **Einsatz von Schulgesundheitsfachkräften (DGUV Information 202-116)**
  November 2021
- **Windenergieanlagen (DGUV Information 203-007)**
  August 2021
- **Wiederkehrende Prüfungen elektrischer Anlagen und ortsfester Betriebsmittel — Fachwissen für Prüfpersonen (DGUV Information 203-072)**
  April 2021
- **Radon – Eine Handlungshilfe zu Expositionsmessungen, zur Interpretation von Messergebnissen und zu Strahlenschutzmaßnahmen (DGUV Information 203-094)**
  Juni 2021
- **Feuerlöscher richtig einsetzen (DGUV Information 205-039)**
  August 2021

- **So geht's mit Ideen-Treffen – Für Wirtschaft, Verwaltung und Handwerk (DGUV Information 206-007)**
  Februar 2022
- **Prävention kennt keine Altersgrenze (DGUV Information 206-020)**
  Oktober 2021
- **Sitz-Kassenarbeitsplätze (DGUV Information 208-002)**
  November 2021
- **Belastungstabellen für Anschlagmittel aus Rundstahlketten, Stahldrahtseilen, Rundschlingen, Chemiefaserseilen, Naturfaserseilen (DGUV Information 209-021)**
  August 2021
- **Lärm am Arbeitsplatz (DGUV Information 209-023)**
  November 2021
- **Gefahrstoffe in Schreinereien/Tischlereien und in der Möbelfertigung – Handhabung und sicheres Arbeiten (DGUV Information 209-042)**
  November 2021
- **Qualifizierung für Arbeiten an Fahrzeugen mit Hochvoltsystemen (DGUV Information 209-093)**
  August 2021
- **Arbeitsschutzmanagementsysteme – Ein Erfolgsfaktor für Unternehmen (DGUV Information 211-019)**
  August 2021

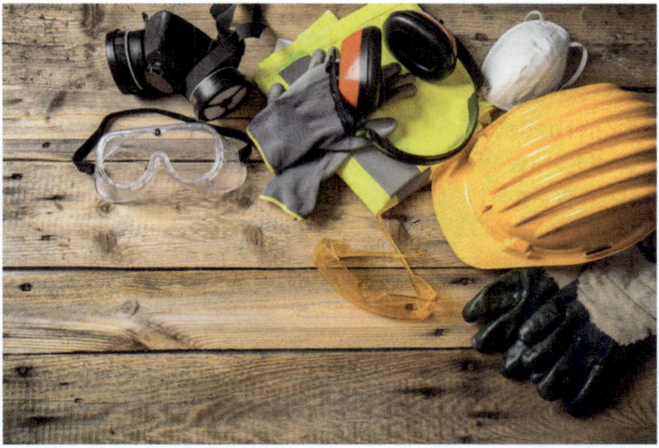

Foto: © Rawf8 – stock.adobe.com

Aktuelle Informationen zu Warnkleidung und weiterer Persönlicher Schutzausrüstung bietet die Publikationsdatenbank der DGUV unter https://publikationen.dguv.de.

- **Warnkleidung (DGUV Information 212-016)**
  Juli 2021
- **Explosionsschutzdokument (DGUV Information 213-106)**
  Juni 2021
- **Neues Messverfahren zur Bestimmung von N-Nitrosaminen (DGUV Information 213-523)**
  Oktober 2021
- **Empfehlungen Gefährdungsermittlung der Unfallversicherungsträger (EGU) nach der Gefahrstoffverordnung Fräsen von Asphaltbelägen mit BOMAG-Straßenfräsen mit Elektroabscheider (DGUV Information 213-736)**
  November 2021

- **Sicherer Einsatz von Abroll- und Abgleitkippern (DGUV Information 214-017)**
  Juni 2021

- **Sicherheitstechnische Anforderungen an Straßen und Fahrwege für die Sammlung von Abfällen (DGUV Information 214-033)**
  September 2021

- **Qualifizierung und Beauftragung von Fahrern und Fahrerinnen von Hydraulikbaggern und Radladern (DGUV Grundsatz 301-005)**
  Januar 2022

- **Beförderung gefährlicher Güter (DGUV Information 213-052)**
  Dezember 2021

Grundsätze

- **Prüfgrundsätze für Ausrüstungen, Geräte und Fahrzeuge der Feuerwehr (DGUV Grundsatz 305-002)**
  Mai 2021

- **Prüfung von maschinentechnischen Arbeitsmitteln der Veranstaltungstechnik (DGUV Grundsatz 315-390)**
  Mai 2021

- **Sicherheitsanforderungen an Büro-Arbeitstische, Büroschränke und aufrüstbare Raumgliederungselemente in Deutschland (DGUV Grundsatz 315-410)**
  September 2021

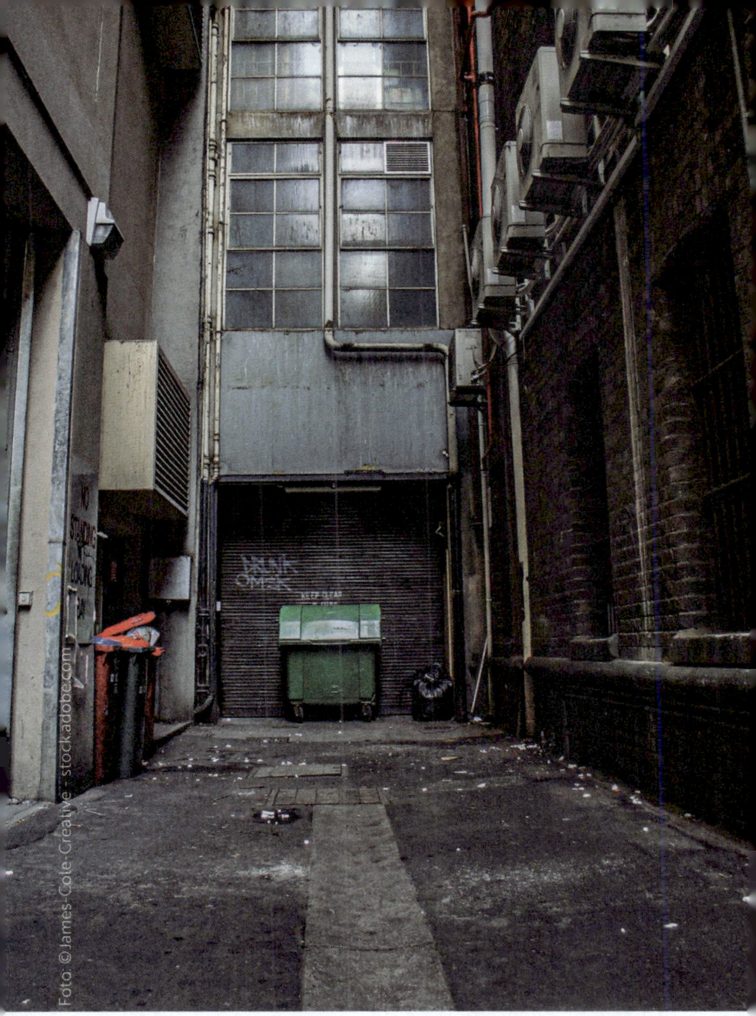

Fahrer von Abfallsammelfahrzeugen können nicht immer ungehindert und gefährdungsfrei an den Sammelort heranfahren. Besonders beim Rückwärtsfahren kann es dann zu tragischen Unfällen mit Personen kommen. In der DGUV Information 214-033 finden sich wichtige Hinweise zu Verantwortlichkeiten und zur Zusammenarbeit zwischen Auftraggebern und Betreibern von Abfallsammelfahrzeugen.

Weiterführende Infos

Unfallversicherungsträger

- **www.dguv.de**
  Portal der „Deutschen Gesetzlichen Unfallversicherung" mit Links zu allen Unfallversicherungsträgern (Berufsgenossenschaften und Unfallkassen)
- **https://publikationen.dguv.de/**
  Publikationsdatenbank der DGUV
- **www.svlfg.de**
  Sozialversicherung für Landwirtschaft, Forsten und Gartenbau (SVLFG)
- **https://aug.dguv.de**
  Magazin DGUV arbeit & gesundheit
- **www.institut-aser.de**
  Institut für Arbeitsmedizin, Sicherheitstechnik und Ergonomie e. V. (ASER) in Wuppertal
- **www.dasa-dortmund.de**
  DASA – Arbeitswelt Ausstellung

Informationsnetzwerke

- **https://osha.europa.eu/de**
  Europäische Agentur für Sicherheit und Gesundheitsschutz am Arbeitsplatz
- **www.bundesregierung.de**
  Bundesregierung und Ministerien
- **www.komnet.nrw.de**
  Onlineberatung und Lösungswege zu allen Arbeitsschutzfragen

- **www.baua.de**
  BAuA (Bundesanstalt für Arbeitsschutz und Arbeitsmedizin)

Arbeitsmittel

- **www.dguv.de/dguv-test** (> Zertifikatsrecherche)
  DGUV Test: Prüf- und Zertifizierungssystem der Deutschen Gesetzlichen Unfallversicherung
- **https://ec.europa.eu/info/index_de**
  Europäische Kommission – Informationen zu Industriesektoren (z. B. Richtlinientexte, Leitfäden, FAQs zu Maschinen und PSA)

PSA

- **www.dguv.de/ifa** (> Praxishilfen > Praxishilfen: Persönliche Schutzausrüstungen)
  Institut für Arbeitsschutz der Deutschen Gesetzlichen Unfallversicherung (IFA): Es sind Auswahllisten für Persönliche Schutzausrüstungen (PSA) aufgeführt.

Gesetze

- **www.bmas.de**
  Bundesministerium für Arbeit und Soziales
- **www.bgbl.de**
  Bundesgesetzblatt Teil I
- **https://eur-lex.europa.eu/de/index.htm**
  Rechtsdatenbank der Europäischen Union
- **www.gewerbeaufsicht.baden-wuerttemberg.de**
  Gewerbeaufsicht Baden-Württemberg

▸ **www.gewerbeaufsicht.bayern.de**
Gewerbeaufsicht Oberbayern

▸ **www.mags.nrw**
Arbeitsschutzportal NRW

▸ **www.baua.de** (> Angebote > Rechtstexte und Technische Regeln)
Regelwerke bei der Bundesanstalt für Arbeitsschutz und Arbeitsmedizin (BAuA)

▸ **www.sozialgerichtsbarkeit.de**
Die Sozialgerichte (Auslegung des SGB VII)

Normen

▸ **www.dke.de**
DKE Deutsche Kommission Elektrotechnik Elektronik Informationstechnik in DIN und VDE

▸ **www.beuth.de**
Beuth Verlag GmbH

▸ **www.din.de**
Harmonisierte Normen

▸ **www.kan.de**
Die Kommission Arbeitsschutz und Normung (KAN) hat die Aufgabe, die Normungsarbeit zu beobachten und die Belange des Arbeitsschutzes gegenüber der Normung zur Geltung zu bringen.

Praxishilfen für den Betrieb

- **www.gefaehrdungsbeurteilung.de**
  Sollte Bedarf an Informationen zu einer Gefährdungsbeurteilung bestehen, wird oben stehender Link empfohlen.

- **www.dguv.de/dguv-test/produkte**
  Datenbank über geprüfte Produkte

- **www.dguv.de/ifa** (> GESTIS)
  Bei Tätigkeiten mit Gefahrstoffen kann zur Informationsbeschaffung ein Blick in die GESTIS-Stoffdatenbank mit rund 8.800 Stoffen helfen.

Linksammlung

- **www.dguv.de, Webcode: d19036**
  DGUV (Adressen- und Linkliste der Deutschen Gesetzlichen Unfallversicherung)

Datenbankverzeichnisse

- **www.dguv.de, Webcode: d2236**
  Datenbankliste DGUV

- **www.gischem.de**
  Datenbank-Verzeichnis für Chemiker

Fachverlage

- **www.universum.de**
  Universum Verlag GmbH

- **www.jedermann.de**
  Jedermann-Verlag GmbH

- **www.bc-verlag.de**
  BC GmbH Verlags-, Medien-, Forschungs- und Beratungsgesellschaft
- **www.konradin.de**
  Dr. Curt Haefner-Verlag GmbH
- **www.erich-schmidt-verlag.de**
  Erich Schmidt Verlag GmbH & Co. KG
- **www.ecomed-storck.de**
  ecomed-Storck GmbH

Kostenlose Newsletter

- **www.dguv.de, Webcode: d1104**
  Pressemitteilungen der Deutschen Gesetzlichen Unfallversicherung
- **www.baua.de** (> Presse > Presseverteiler)
  Pressemitteilungen der Bundesanstalt für Arbeitsschutz und Arbeitsmedizin
- **https://osha.europa.eu/de**
  Newsletter der Europäischen Arbeitsschutzagentur
- **https://praevention-aktuell.de**
  Universum Verlag GmbH
  PRÄVENTION AKTUELL
- **https://regelrechtaktuell.de/newsletter-anmeldung**
  Regel-Recht aktuell

Fortbildungsangebote

- **https://osha.europa.eu/de/oshevents**
  OSHA Veranstaltungsdatenbank
- **www.dguv.de, Webcode: d6688**
  IAG-Seminare
- **www.vdri.de/termine/seminare**
  Seminardatenbank des VDRI

Datenschutz

- **https://www.bfdi.bund.de**
  Der Bundesbeauftragte für den Datenschutz und die Informationsfreiheit
- **www.bsi.bund.de**
  Bundesamt für Sicherheit in der Informationstechnik

Abkürzungsverzeichnis

AGW	Arbeitsplatzgrenzwert
AltölV	Altölverordnung
AMD	Arbeitsmedizinischer Dienst
ArbSchG	Arbeitsschutzgesetz
ArbStättV	Arbeitsstättenverordnung
ASiG	Arbeitssicherheitsgesetz
AufzV	Aufzugsverordnung
BAM	Bundesanstalt für Materialforschung und -prüfung
Basi	Bundesarbeitsgemeinschaft für Sicherheit und Gesundheit bei der Arbeit e.V.
BAuA	Bundesanstalt für Arbeitsschutz und Arbeitsmedizin
BaustellV	Baustellenverordnung
BetrSichV	Betriebssicherheitsverordnung
BetrVG	Betriebsverfassungsgesetz
BG	Berufsgenossenschaft
BGBl.	Bundesgesetzblatt
BGW	Biologischer Grenzwert
BildscharbV	Bildschirmarbeitsverordnung
BImSchG	Bundes-Immissionsschutzgesetz
BioStoffV	Biostoffverordnung
BK	Berufskrankheit
BKV	Berufskrankheiten-Verordnung
BMAS	Bundesministerium für Arbeit und Soziales
CE	Communauté Européenne (Europäische Gemeinschaft); Buchstaben-Code zur EG-Konformitätskennzeichnung
CEN	Europäisches Komitee für Normung
CENELEC	Europäisches Komitee für elektrotechnische Normung
ChemG	Chemikaliengesetz
DIN	Deutsches Institut für Normung e.V.
DGUV	Deutsche Gesetzliche Unfallversicherung e.V. DGUV Regelwerk: DGUV Grundsatz (früher BGG/GUV-G) DGUV Information (früher BGI/GUV-I) DGUV Regel (früher BGR/GUV-R) DGUV Vorschrift (früher BGV/GUV-V)
DVR	Deutscher Verkehrssicherheitsrat e.V.
DVS	Deutscher Verband für Schweißen und verwandte Verfahren e.V.

EN	Europäische Norm
GDA	Gemeinsame Deutsche Arbeitsschutzstrategie
GefStoffV	Gefahrstoffverordnung
GESTIS	Gefahrstoffinformationssystem der Deutschen Gesetzlichen Unfallversicherung
GewO	Gewerbeordnung
GHS	Global Harmonisiertes System zur Einstufung und Kennzeichnung von Chemikalien
GS	Buchstabencode zur Kennzeichnung „Geprüfte Sicherheit" gemäß ProdSG
IAG	Institut für Arbeit und Gesundheit der Deutschen Gesetzlichen Unfallversicherung
IEC	Internationale Elektrotechnische Kommission
IFA	Institut für Arbeitsschutz der Deutschen Gesetzlichen Unfallversicherung
IPA	Institut für Prävention und Arbeitsmedizin der Deutschen Gesetzlichen Unfallversicherung
ISO	Internationale Organisation für Normung
IVSS	Internationale Vereinigung für Soziale Sicherheit
LASI	Länderausschuss für Arbeitsschutz und Sicherheitstechnik
LasthandhabV	Lastenhandhabungsverordnung
NAK	Nationale Arbeitsschutzkonferenz
ProdHaftG	Produkthaftungsgesetz
ProdSG	Produktsicherheitsgesetz
PSA	Persönliche Schutzausrüstung
PSA-BV	PSA-Benutzungsverordnung
RöV	Röntgenverordnung
SGB	Sozialgesetzbuch
TA Lärm	Technische Anleitung zum Schutz gegen Lärm
TA Luft	Technische Anleitung zur Reinhaltung der Luft
TRBA	Technische Regeln für Biologische Arbeitsstoffe
TRBS	Technische Regeln für Betriebssicherheit
TRGS	Technische Regeln für Gefahrstoffe
TÜV	Technischer Überwachungsverein
UVMG	Unfallversicherungsmodernisierungsgesetz
UVV	Unfallverhütungsvorschrift
VDE	Verband der Elektrotechnik Elektronik Informationstechnik e. V.
VDI	Verein Deutscher Ingenieure e. V. (VDI-Richtlinien)
WHO	World Health Organization (Weltgesundheitsorganisation)

Kennzeichnung von Behältern/Rohrleitungen

Farbkennzeichnung von Gasflaschen* – Beispiele

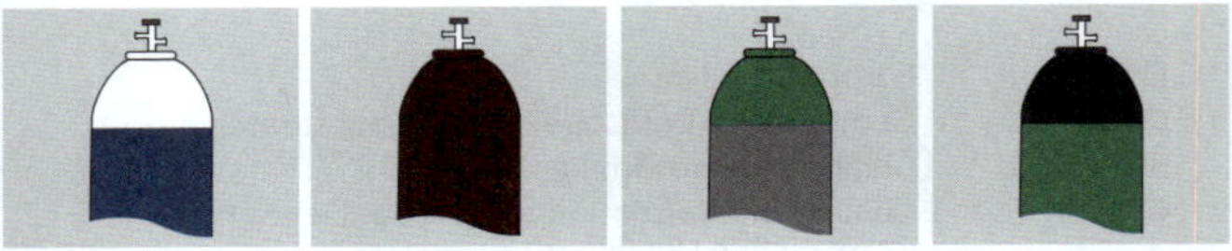

Sauerstoff techn. | Acetylen | Argon | Stickstoff

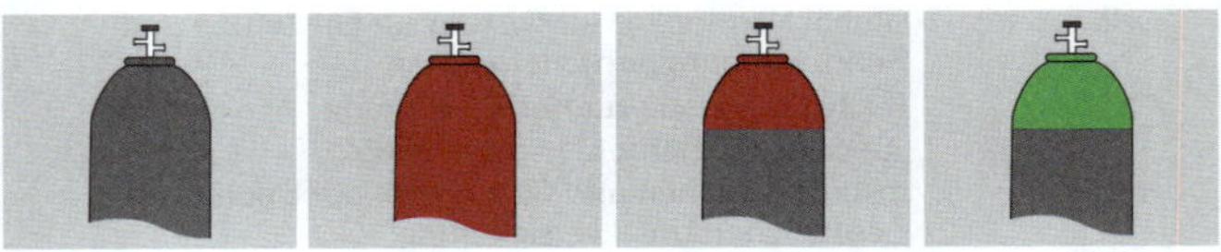

Kohlendioxid | Wasserstoff | Formiergas, (Gemisch Stickstoff/ Wasserstoff) | Druckluft

* Jede Gasflasche muss mit einem Gefahrgutaufkleber versehen sein. Die Informationen darauf, wie z.B. Texte, Angaben zum Inhalt und Symbole, sind verbindlich vorgeschrieben.

Farbkennzeichnung von nicht erdverlegten Rohrleitungen nach Durchflussstoff – Beispiele

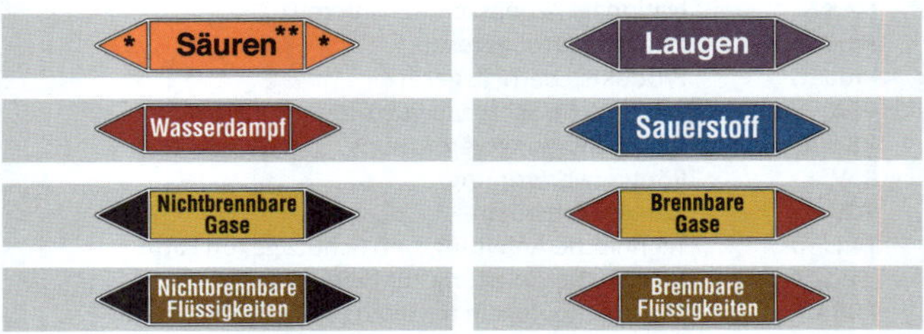

* Das spitze Schildende oder ein Pfeil auf dem Farbschild gibt die Strömungsrichtung des Durchflussstoffes an. Wechselnde Durchflussrichtung wird mit beidseitigem spitzen Schildende (Pfeilen auf dem Schild) angezeigt.

** Auf gefährliche Eigenschaften des durchströmenden Stoffes ist durch zusätzliche Kennzeichnung nach Gefahrstoffverordnung hinzuweisen.

An betriebswichtigen Punkten (z.B. Anfang, Ende, Abzweigungen, Wanddurchführungen)

- entweder Schilder oder Aufkleber in der Gruppenfarbe nach Tabelle anbringen,
- Farbringe in der Gruppenfarbe anbringen oder
- die Rohrleitungen auf ihrer Gesamtlänge in der Gruppenfarbe anstreichen.

Sicherheitszeichen (Auswahl)

Brandschutz-/Verbotszeichen

Feuerlöscher

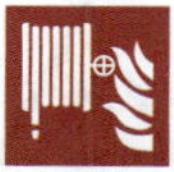
Löschschlauch

Feuerleiter

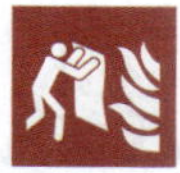
Feuerlöschdecke

Fahrbarer Feuerlöscher

Mittel und Geräte zur Brandbekämpfung

Brandmelder

Brandmeldetelefon

Rauchen verboten

Keine offene Flamme; Feuer, offene Zündquelle und Rauchen verboten

Für Fußgänger verboten

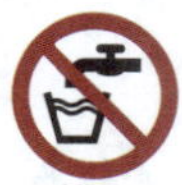
Kein Trinkwasser

Für Flurförderzeuge verboten

Berühren verboten

Mit Wasser löschen verboten

Keine schwere Last[1]

Eingeschaltete Mobiltelefone verboten

Kein Zutritt für Personen mit Implantaten aus Metall

Hineinfassen verboten

Aufzug im Brandfall nicht benutzen

Essen und Trinken verboten

Abstellen oder Lagern verboten

Betreten der Fläche verboten

Benutzen von Handschuhen verboten

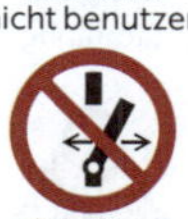
Schalten verboten

Zutritt für Unbefugte verboten

Aufsteigen verboten

Mit Wasser spritzen verboten

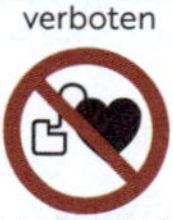
Kein Zutritt für Personen mit Herzschrittmachern oder implantierten Defibrillatoren[2]

[1] „Schwer" ist abhängig von dem Zusammenhang, in dem das Sicherheitszeichen verwendet werden soll. Das Sicherheitszeichen ist erforderlichenfalls in Verbindung mit einem Zusatzzeichen anzuwenden, das die maximale zulässige Belastung konkretisiert (z.B. max. 100 kg).

[2] Das Verbot gilt auch für sonstige aktive Implantate.

Sicherheitszeichen (Auswahl)

Warnzeichen

Allgemeines Warnzeichen[1]

Warnung vor explosionsgefährlichen Stoffen

Warnung vor radioaktiven Stoffen oder ionisierender Strahlung

Warnung vor Laserstrahl

Warnung vor nicht ionisierender Strahlung

Warnung vor magnetischem Feld

Warnung vor Hindernissen am Boden

Warnung vor Absturzgefahr

Warnung vor Biogefährdung

Warnung vor niedriger Temperatur/Frost

Warnung vor Rutschgefahr

Warnung vor elektrischer Spannung

Warnung vor Flurförderzeugen

Warnung vor schwebender Last

Warnung vor giftigen Stoffen

Warnung vor heißer Oberfläche

Warnung vor automatischem Anlauf

Warnung vor Quetschgefahr

Warnung vor feuergefährlichen Stoffen

Warnung vor ätzenden Stoffen

Warnung vor Handverletzungen

Warnung vor gegenläufigen Rollen[2]

Warnung vor Gefahren durch das Aufladen von Batterien

Warnung vor optischer Strahlung

Warnung vor brandfördernden Stoffen

Warnung vor Gasflaschen

Warnung vor explosionsfähiger Atmosphäre

Warnung vor herabfallenden Gegenständen

Warnung vor unmittelbar auftretendem lauten Geräusch

Warnung vor Erstickungsgefahr

[1] Dieses Zeichen darf nur in Verbindung mit einem Zusatzzeichen angewendet werden, das die Gefahr konkretisiert.

[2] Die Warnung gilt auch für Einzugsgefahren anderer Art.

Sicherheitszeichen (Auswahl)

Gebots-/Rettungszeichen

Anleitung beachten | Gehörschutz benutzen | Augenschutz benutzen | Fußschutz benutzen | Handschutz benutzen

Schutzkleidung benutzen | Hände waschen | Handlauf benutzen | Kopfschutz benutzen | Warnweste benutzen

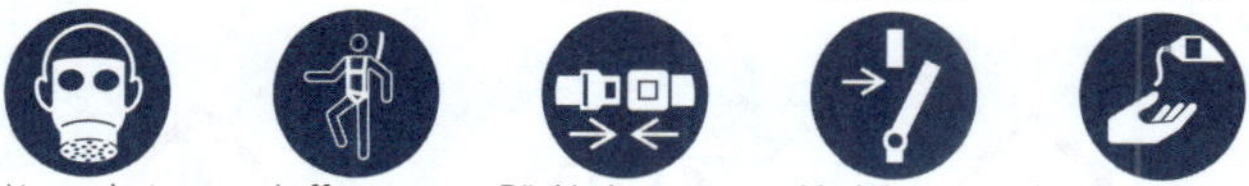

Atemschutz benutzen | Auffanggurt benutzen | Rückhaltesystem benutzen | Vor Wartung oder Reparatur freischalten | Hautschutzmittel benutzen

Fußgängerweg benutzen | Verschlossen halten | Akustisches Signal geben | Gasflaschen sichern | Rettungsweste benutzen

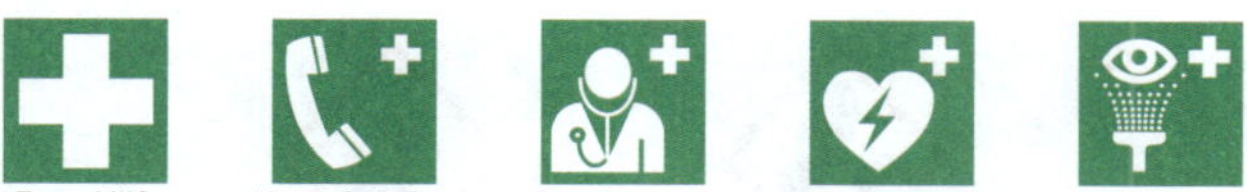

Erste Hilfe | Notruftelefon | Arzt | Automatisierter Externer Defibrillator (AED) | Augen-spüleinrichtung

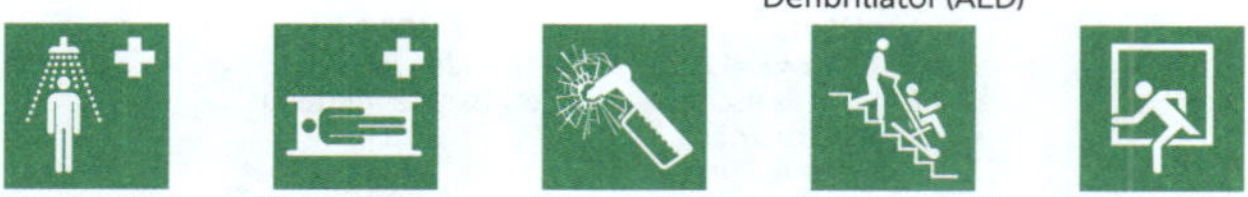

Notdusche | Krankentrage | Nothammer | Rettungsstuhl | Notausstieg

Rettungsweg/ Notausgang (links)[1] | Notausstieg mit Fluchtleiter | Rettungsausstieg | Sammelstelle | Vorläufige Evakuierungs-stelle

Notausgang für nicht gehfähige oder gehbeeinträchtige Personen (rechts)[1, 2] | Beispiel für Rettungsweg/ Notausgang mit Zusatzzeichen (Richtungspfeil)

[1] Dieses Zeichen darf nur mit einem Richtungspfeil verwendet werden.

[2] Dieses Zeichen darf nur in Verbindung mit dem Zeichen Rettungsweg/Notausgang angewendet werden.

Kennzeichnung von Gefahrstoffen

Die GHS-Piktogramme nach CLP-Verordnung*

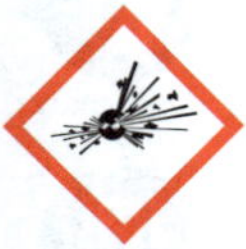

GHS01
Explodierende Bombe
Bsp. Explosive Stoffe

GHS02
Flamme
Bsp. Entzündbare Flüssigkeiten

GHS03
Flamme über einem Kreis
Bsp. Oxidierende Stoffe

GHS04
Gasflasche
Gase unter Druck

GHS05
Ätzwirkung
Bsp. Hautätzend, korrosiv gegenüber Metallen

GHS06
Totenkopf mit gekreuzten Knochen
Akute Toxizität

GHS07
Ausrufezeichen
Bsp. Hautreizend, Sensibilisierung der Haut, die Ozonschicht schädigend

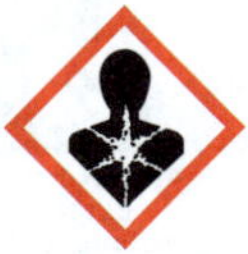

GHS08
Gesundheitsgefahr
Bsp. CMR, spezifische Zielorgan-Toxizität (STOT) Kategorie 1 und 2

GHS09
Umwelt
Gewässergefährdend

* Mit der CLP-Verordnung (Regulation on Classification, Labelling and Packaging of Substances and Mixtures) wird das Global Harmonsierte System (GHS) der UN in der EU umgesetzt.